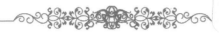

中国"新农合"政策实施效果评价及改进研究

Research on the Impact Evaluation and Improvement of the
New Rural Cooperative Medical Scheme in China

◎ 李 佳/著

中国财经出版传媒集团

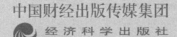

经济科学出版社
Economic Science Press

图书在版编目（CIP）数据

中国"新农合"政策实施效果评价及改进研究/李佳著．
—北京：经济科学出版社，2017.3
ISBN 978 - 7 - 5141 - 7805 - 0

Ⅰ. ①中… Ⅱ. ①李… Ⅲ. ①农村 - 合作医疗 - 医疗
保健制度 - 研究 - 中国 Ⅳ. ①R197.1

中国版本图书馆 CIP 数据核字（2017）第 040574 号

责任编辑：范　莹
责任校对：杨　海
责任印制：李　鹏

中国"新农合"政策实施效果评价及改进研究
李　佳　著
经济科学出版社出版、发行　新华书店经销
社址：北京市海淀区阜成路甲 28 号　邮编：100142
总编部电话：010 - 88191217　发行部电话：010 - 88191522
网址：www. esp. com. cn
电子邮箱：esp@ esp. com. cn
天猫网店：经济科学出版社旗舰店
网址：http://jjkxcbs. tmall. com
北京季蜂印刷有限公司印装
710 × 1000　16 开　12.75 印张　21 万字
2017 年 3 月第 1 版　2017 年 3 月第 1 次印刷
ISBN 978 - 7 - 5141 - 7805 - 0　定价：36.00 元
（图书出现印装问题，本社负责调换。电话：010 - 88191502）
（版权所有　侵权必究　举报电话：010 - 88191586
电子邮箱：dbts@ esp. com. cn）

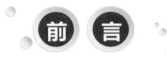

前　言

为应对医疗费用过快上涨而导致农民医疗负担过重问题，中国政府于2003年建立并推广新型农村合作医疗（以下简称"新农合"）制度。然而，对农民而言，医疗服务仍然显著存在"一高一低"的问题："一高"指医疗费用相对较高，即城乡居民医疗服务通常面临相近的医疗费用，在城乡收入差距较大的现实情况下，农民的医疗费用负担明显较重；"一低"指医疗保障水平较低，即城镇职工和居民保障水平明显高于农民。"一高一低"的结果自然是农民所承受的实际医疗费用负担更重，导致放弃治疗或"因病致贫""因病返贫"的现象时有发生，农民健康平等权不能得到有效保障。与此同时，农民为降低健康经济风险所采取的预防性储蓄行为又导致居民储蓄率的上升，扩大农民内需便失去了基本动力。因此，不论是从经济发展角度，还是从健康平等权利角度出发，政府均必须努力完善作为健康保障机制的"新农合"制度。

"新农合"制度的政策目标是解决农民"看病贵"和"看病难"问题，提高农民医疗服务可及性，促进农民医疗服务利用效率，并改善医疗服务利用不平等现状，最终提高农民的健康水平。为实现这一目标，"新农合"制度自建立、推广到普遍覆盖的十年时间里，在融资机制和补偿机制等方面不断进行自我完善与纠正。那么，作为公共产品提供的"新农合"制度对农民"看病难"和"看病贵"现象影响程度如何？是否改善了农民的医疗服务利用不平等现状？农民对"新农合"制度满意吗？如果没有达到政府既定目标，原因又是什么？

基于以上思考，本书综合应用政策效果评价及改进理论，按照"文献梳理→政策效果评价综合分析框架构建→实证检验→制度改进"的现代经济学和管理学研究范式，结合辽宁省和大连市的实地调查数据，从医疗服务可及性、医疗服务利用与公平性、满意度评价三个维度，实证评价了"新农合"政策实施成效，提出了努力使"新农合"成为农民健康风险管理主要手段的有关思考。

全书共分 8 章,其中第 1 章为问题的提出;第 2 章为"新农合"政策实施效果评价综合分析框架;第 3 章为"新农合"实施效果多层面比较分析;第 4 章、第 5 章和第 6 章是对政策实施效果评价的实证分析;第 7 章为基于健康风险管理的"新农合"制度改进的相关思考;第 8 章为全书总结。

第 1 章,绪论。阐述本研究的理论和现实意义,分析国内外研究现状,指出本研究的创新点,概述研究的思路和分析框架,介绍主要研究方法,确定基本研究目标和研究内容。

第 2 章,"新农合"政策实施效果评价综合分析框架。这部分为实证分析的结构与逻辑基础。首先梳理政策效果评价及改进理论,为综合分析框架总体的构建提供理论支撑。然后具体分析各子维度中"新农合"的作用机理,初步确定综合分析框架的逻辑思路。最后明确各维度的研究内容,将各子维度含义具体化,最终构建具体的"新农合"政策实施效果评价的综合分析框架。

第 3 章,"新农合"实施效果多层面比较分析。分别从国家、省级、市级和地区四个层面,利用横截面数据或时间序列数据,系统梳理中国"新农合"历史脉络与实施效果,并从省级、市级和地区层面定性比较分析"新农合"对医疗服务可及性与利用的影响及其可能存在的问题,为后面章节的政策实施效果评价提供现实依据。

第 4 章,"新农合"对医疗服务可及性影响分析。这是政策实施效果评价的第一部分。本章将利用大连市调查数据详细评价"新农合"对医疗服务可及性的影响。鉴于不同农民对医疗服务可及性感受的差异性,进一步实证分析医疗服务可及性的影响因素。

第 5 章,"新农合"对医疗服务利用及平等性影响分析。这是政策实施效果评价的第二部分。首先,结合辽宁省调查数据详细评价"新农合"对农民医疗服务利用及其不平等的作用。然后,利用大连市调查数据检验"新农合"、医疗服务可及性以及医疗服务利用三者间的理论逻辑关系,即验证是否存在"'新农合'→提高医疗服务可及性→提高医疗服务利用效率"的逻辑关系。

第 6 章,"新农合"满意度多维度综合分析。这是政策实施效果评价的

第三部分。本章将选取直接满意度指标和间接满意度指标具体考察"新农合"满意度现状。具体为:"新农合"满意度主观评价分析;参合行为和参合意愿分析;"新农合"福利认同分析。

第7章,基于健康风险管理的"新农合"制度改进。本部分是在政策实施效果评价基础上的制度改进分析。首先,结合辽宁省调查数据初步识别影响农民健康风险的因素。然后,将健康风险管理理念应用于"新农合"实践中,具体考察"新农合"制度供给和农民制度需求间的差异。在此基础上,提出"新农合"制度改进的具体思考,以不断完善"新农合"制度,使"新农合"成为农民健康风险管理的有效手段。

第8章,主要结论、政策含义及未来的研究展望。概括本书的主要结论,并从"新农合"制度内和制度外两方面提出完善"新农合"制度的政策建议,以及提出本书的不足之处和未来的研究展望,为今后的研究提供一定参考。

本书的主要结论有以下几点:

(1)"新农合"的有效实施一定程度上提高了农民的医疗服务可及性、促进了医疗服务利用效率、改善了医疗服务利用不平等程度,农民的满意度较高。

(2)医疗服务可及性受农民个人特征因素显著影响,"看病难"和"看病贵"因人而异。农民更关注"看病贵",而非"看病难"。门诊和住院报销经历均有的农民对"新农合"缓解"看病贵"和"看病难"问题感触更深。

(3)对于农民而言,"看病难"难在重大疾病治疗。具体体现在乡镇医院卫生资源稀缺,县级医院大病诊疗能力有限,市级及市级以上医院医疗资源紧张。"看病贵"贵在诊治大病所需费用较多,而实际报销水平较低。

(4)农村居民确实存在医疗服务利用不平等现象,医疗服务并没有以需求为导向进行资源配置。尽管"新农合"改善了医疗服务利用的不平等现状,促进了低收入群体的医疗服务利用,但收入水平仍然是医疗服务利用不平等的主要因素。

(5)医疗服务可及性差影响了农民医疗服务利用效率。验证了医疗服务可及性与医疗服务利用之间的理论逻辑关系。因此,不断缓解农民"看病贵"和"看病难"的主观感受能够提高农民的医疗服务利用效率。

（6）农民主观满意度评价受实际获益程度等因素直接影响。收入因素不再是影响参合行为的主要因素,医疗服务的便利性是参合意愿的重要因素。农民福利认同度与个人信息认知和报销水平等多个维度正相关,而健康不佳者福利认同较差,说明应该加大对贫困群体的政策扶持,提高其福利认同。

（7）从健康风险管理角度看,"新农合"制度的补偿广度（补偿范围）需要扩大、补偿深度（补偿水平）需要深化、补偿机制（大病补偿）需要完善。社会需要逐渐树立健康风险管理理念,重点是应将目前主要强调疾病治疗向疾病预防的理念转变。与此同时,尤其要关注农民贫困群体的健康风险。

本书主要创新之处有以下几方面:

一是构建"新农合"政策实施效果综合分析框架,丰富了"新农合"政策效果评价体系。基于"新农合"的改革目标和"新农合"的作用机理分析,按照"'新农合'→医疗服务可及性→医疗服务利用及平等性→农民满意度→制度改进"的逻辑关系具体构建"新农合"政策实施效果评价综合分析框架。该分析框架丰富了"新农合"政策效果评价体系,并利用相关调查数据,从农民需求视角多角度系统评价了"新农合"的政策实施效果,有利于发现"新农合"制度制定与制度执行中存在的问题,不断完善"新农合"制度。

二是具体明确了医疗服务可及性的含义和度量,延伸和深化了医疗服务可及性概念。医疗服务可及性评价是已有"新农合"研究的重点内容。但对可及性的研究仍以定性分析为主,定量分析尚不多见,与此同时对可及性的度量也仅限于客观评价,但客观评价的指标选取又常带有主观倾向,因此对可及性的具体度量仍需深化。本书尝试从农民的主观评价角度出发,用农民"看病贵"和"看病难"的主观感受分别度量医疗服务的"需方可及性"和"供方可及性"。"需方可及性"差的最直接结果就是造成农民的"看病贵"问题,"供方可及性"差的最直接结果就是造成农民的"看病难"问题。鉴于农民医疗服务可及性认知和个人主观感受密切相关,因此该度量方法不仅能深刻体现可及性程度的个体差异特征，同时也能深化对可及性的相关研究，如本书的可及性影响因素分析和可及性与医疗服务利用关系分析均具有一定的现实意义。

三是将健康风险管理理念引入"新农合"制度改进分析中，拓宽了健康风险管理理论的应用，也为"新农合"制度的改进提供了新思路。"新农合"作为农民最重要的健康保障机制，已有研究过多强调的是农民所面对的健康经济风险，而对疾病预防研究仍很欠缺。健康风险管理理念不仅考察健康风险的应对，而且考察健康风险的识别与评估，因此是对农民健康风险的全面审视。本书结合健康风险管理过程，详尽考察制度供给和制度需求间的差异，据此提出"新农合"制度改进的相关思考，不仅深化了健康风险管理理论在"新农合"制度中的应用，提出将疾病预防工作融入"新农合"制度改革中的思考，也为中国"新农合"制度的改革提供了新思路。

四是"新农合"的福利认同分析，进一步丰富了满意度评价维度。已有研究主要分别从农民主观评价和参合意愿两个角度进行单独分析，本书不仅结合这两个角度进行了综合研究，而且进一步引入福利认同概念，将"新农合"视为农民福利的一部分，进而从福利经济学视角拓展和深化了满意度评价维度，既丰富了满意度评价体系，也能从多维度视角分析农民的满意度状况及其影响因素，为进一步提高农民的满意度提供参考。

囿于数据获取困难的缘故，本书尚缺乏有关"新农合"对医疗服务质量影响的研究，也没能从动态角度考察"新农合"政策实施效果。"新农合"制度是中国医药卫生体制改革系统中的重要一环，必须围绕医药卫生体制改革的顶层设计做出统筹安排。将健康风险管理理念与"新农合"相结合是研究的初步尝试，但具体机制设计仍需要理论的不断创新和实践的反复检验。

目　　录

1 绪论 ……………………………………………………… 1

　1.1 研究背景和意义 ………………………………………… 1

　　1.1.1 研究背景 ………………………………………… 1

　　1.1.2 研究意义 ………………………………………… 2

　1.2 文献综述 ………………………………………………… 4

　　1.2.1 国外研究综述 …………………………………… 4

　　1.2.2 国内研究综述 …………………………………… 14

　1.3 研究目标、研究内容与研究思路 ……………………… 23

　　1.3.1 研究目标 ………………………………………… 23

　　1.3.2 研究内容 ………………………………………… 24

　　1.3.3 研究思路 ………………………………………… 25

　1.4 研究方法与数据说明 …………………………………… 25

　　1.4.1 研究方法 ………………………………………… 25

　　1.4.2 数据说明 ………………………………………… 27

　1.5 主要创新之处 …………………………………………… 27

2 "新农合"政策实施效果评价综合分析框架 …………… 30

　2.1 综合分析框架总体构建的理论基础 …………………… 30

　　2.1.1 实施效果及制度改进含义界定 ………………… 30

　　2.1.2 "新农合"效果评价理论基础 ………………… 32

　　2.1.3 "新农合"制度改进理论基础 ………………… 34

　2.2 综合分析框架的子维度理论分析 ……………………… 38

　　2.2.1 "新农合"对医疗服务可及性影响机制分析 … 38

　　2.2.2 "新农合"对医疗服务利用影响机制分析 …… 41

　　2.2.3 医疗服务可及性和医疗服务利用关系 ………… 41

2.2.4 "新农合"与健康需求关系 ………………………………… 42

2.2.5 综合分析框架子维度的逻辑关系 ……………………… 47

2.3 综合分析框架的构建 …………………………………………… 48

2.3.1 医疗服务可及性度量与分析 ………………………… 48

2.3.2 医疗服务利用及平等性度量与分析 ………………… 53

2.3.3 "新农合"满意度度量与分析 ……………………… 56

2.3.4 "新农合"制度改进分析 …………………………… 58

3 "新农合"实施效果多层面比较分析 ……………………… 61

3.1 国家政策梳理与实施效果分析 ……………………………… 61

3.1.1 发展历史 …………………………………………… 61

3.1.2 实施效果 …………………………………………… 65

3.2 各省实施效果比较分析 ……………………………………… 65

3.2.1 医疗服务可及性情况比较 …………………………… 66

3.2.2 医疗服务利用情况比较 ……………………………… 67

3.3 辽宁省实施情况分析 ………………………………………… 68

3.3.1 基本情况 …………………………………………… 68

3.3.2 主要问题 …………………………………………… 69

3.4 大连市实施效果分析 ………………………………………… 71

3.4.1 医疗服务可及性情况分析 …………………………… 71

3.4.2 医疗服务利用情况分析 ……………………………… 73

4 "新农合"对医疗服务可及性影响分析 ………………… 76

4.1 调查实施说明与描述 ………………………………………… 76

4.1.1 调查实施说明 ……………………………………… 76

4.1.2 调查对象基本描述 ………………………………… 78

4.2 "新农合"与医疗服务可及性关系分析 ………………… 81

4.2.1 "新农合"实施情况 ……………………………… 82

4.2.2 农民对"看病贵"和"看病难"的看法 ………… 84

4.2.3 "新农合"对"看病贵"和"看病难"的影响 ……… 85

4.3 医疗服务可及性影响因素分析 ·················· 86

    4.3.1 计量经济模型与变量描述 ·················· 86

    4.3.2 实证结果与分析 ·························· 91

4.4 结论和政策含义 ···························· 94

5 "新农合"对医疗服务利用及平等性影响分析 ········ 97

5.1 "新农合"对医疗服务利用影响分析 ·············· 97

    5.1.1 数据来源与变量描述 ···················· 97

    5.1.2 计量经济模型与估计方法 ················ 99

    5.1.3 实证结果与分析 ························ 100

5.2 "新农合"对医疗服务利用平等性影响分析 ·········· 106

    5.2.1 变量选取与方法 ························ 106

    5.2.2 不平等分解结果与分析 ·················· 108

5.3 "新农合"和医疗服务可及性与利用关系分析 ········ 110

    5.3.1 逻辑说明 ······························ 110

    5.3.2 实证结果与分析 ························ 112

5.4 结论和政策含义 ·························· 113

6 "新农合"满意度多维度综合分析 ·············· 115

6.1 "新农合"满意度主观评价分析 ················ 115

    6.1.1 逻辑思路 ······························ 115

    6.1.2 模型设定与数据描述 ···················· 117

    6.1.3 辽宁省实证结果与分析 ·················· 119

    6.1.4 大连市实证结果与分析 ·················· 122

6.2 农民参合行为和参合意愿分析 ················ 125

    6.2.1 逻辑思路 ······························ 125

    6.2.2 模型设定 ······························ 126

    6.2.3 实证结果与分析 ························ 128

6.3 "新农合"福利认同分析 ···················· 130

    6.3.1 逻辑思路 ······························ 130

6.3.2   福利认同的影响因素分析 ················ 131
    6.4   结论和政策含义 ····················· 135

7   基于健康风险管理的"新农合"制度改进 ········ 138
    7.1   农民健康风险影响因素分析 ············· 138
        7.1.1   逻辑思路与模型设定 ············· 139
        7.1.2   实证结果与分析 ··············· 142
    7.2   "新农合"制度供需对比分析 ············ 146
        7.2.1   健康风险识别 ················ 146
        7.2.2   健康风险评估 ················ 151
        7.2.3   健康风险应对 ················ 156
    7.3   "新农合"制度改进分析 ·············· 160
        7.3.1   "健康风险识别"制度改进 ········· 160
        7.3.2   "健康风险评估"制度改进 ········· 161
        7.3.3   "健康风险应对"制度改进 ········· 163

8   主要结论、政策含义及未来研究展望 ········· 167
    8.1   主要结论 ······················ 167
    8.2   政策含义 ······················ 168
        8.2.1   "新农合"制度内的政策含义 ········ 169
        8.2.2   "新农合"制度外的政策含义 ········ 169
    8.3   未来研究展望 ···················· 170

附   录 ····························· 172

在校期间发表的科研成果 ···················· 186

参考文献 ···························· 188

后   记 ····························· 199

1 绪 论

1.1 研究背景和意义

1.1.1 研究背景

改革开放以来，我国国民经济得到快速发展的同时，居民健康水平并没有同步提高，城乡居民健康不平等现象突出。其中，城乡居民两周患病率存在显著差异的特征就是突出反映。据最新统计资料显示，54 岁以下各年龄段的农民两周患病率均显著高于城镇居民（中国卫生统计年鉴 2012）。显然，健康是以体力劳动创造财富的农民最重要的人力资本，但由于仍缺少完善的社会保障应对措施，农民失去健康就等于失去了赖以生存的基础。因而，农民在一生中最重要黄金年龄阶段里所呈现的这种患病年轻化特征，更易引发学者们对农民群体健康状况的担忧。

医疗服务可及性是保障农民健康的有效基础。能否及时利用医疗服务对维持农民健康水平具有重要意义。但与农民健康状况不佳相伴随的却是医疗服务费用的过快上涨，农民较重的实际医疗负担使其医疗服务可及性极大地降低，严重阻碍了农民正常医疗服务利用需求的有效释放。与此同时，城乡医疗卫生条件和经济状况差异较大的现状更导致农民健康权利的平等性得不到有效保障，甚至陷入"贫困陷阱"而难以自拔。因此，为缩小城乡居民健康差距，改善健康不平等程度，避免农民陷入"收入低→健康水平差→收入低"的恶性循环，政府如何通过合理而有效的制度安排，避免"贫困陷阱"现象的发生便成为当务之急。

于是，为解决农民面临的严重"看病贵"和"看病难"问题，提高农民医疗服务可及性，促进农民医疗服务利用效率，改善医疗服务利用不平等的现状，提高农民的健康水平，我国政府于 2003 年建立并推广新型农村合作医疗制度。"新农合"作为提高农民医疗服务可及性的制度保障具有重要意义。但对于农民而言，医疗服务领域仍然存在着"一高一低"的显著特点，"一高"指医疗费用相对较高，具体表现在城乡居民接受医疗服务时通常面临相同的医疗费用，因此在城乡收入差距较大的现实情况下，农民的医疗费用负担明显较重；"一低"指医疗保障水平较低，具体表现在农村居民的医疗保障水平明显低于城镇职工和居民。这"一高一低"的结果必然是农民的实际医疗费用负担更重。过重的医疗负担导致农民放弃治疗或者"因病致贫""因病返贫"，农民的健康平等权得不到有效保障。不仅如此，农民为了降低健康的经济风险，必然进行相应的预防性措施，当多数农民为未来可能发生的疾病风险去理性储蓄时，国家的居民储蓄率必然会不断上升，扩大内需也就失去了基本动力。因此，政府必须不断完善作为农民健康保障机制的"新农合"制度，这对促进经济增长和保障农民的健康平等权均具有重要意义。

自建立、推广到普遍覆盖的 10 年里，"新农合"在融资机制和补偿机制等方面不断地进行自我纠正与完善，以实现制度的可持续发展。那么，作为公共产品提供的"新农合"制度是否实现了有效降低农民医疗费用负担、缓解农民"看病难"的政府既定目标？是否改善了农民的医疗服务利用不平等状况？农民对"新农合"制度的评价如何？如果没有达到政府既定目标，原因又是什么？如何有效发挥"新农合"健康保障机制的作用？这些问题正是本书所关心的。

辽宁省作为东北老工业基地之一，"新农合"试点进行较早，其特有的经济环境使得"新农合"政策的有效实施更具有典型性和代表性。因此，本书将以辽宁省为例，通过构建"新农合"政策实施效果评价的综合分析框架，不仅实证检验"新农合"政策的实施效果，而且还将健康风险管理理念具体运用到"新农合"制度改进的实践中，为进一步完善"新农合"制度，缓解农民"看病贵"和"看病难"问题，提高农民健康水平提供有益思考，也能为全国的"新农合"政策完善提供有益借鉴。

1.1.2 研究意义

本研究的理论意义主要体现在以下几点：

第一，构建"新农合"政策实施效果综合分析框架，丰富了"新农合"政策效果评价体系。本书在"新农合"效果评价及改进相关理论阐述的基础上，通过梳理"新农合"与医疗服务可及性、医疗服务利用、农民健康需求之间的逻辑关系，具体明确政策效果评价及改进的分析维度和视角，为构建"新农合"政策实施效果评价的综合分析框架提供了坚实的理论和逻辑体系评价基础。

第二，具体明确"新农合"政策实施效果评价各维度含义和度量，延伸和深化了相关变量的含义。如用"看病贵"和"看病难"主观感受度量需方可及性和供方可及性，从农民需求角度进一步拓展了可及性含义；再如从福利认同角度对满意度作出进一步拓展，从福利经济学视角深化了满意度的相关研究等。这些变量含义的延伸和深化不仅将抽象的概念具体化，而且便于为本书的实证分析所用，为更好地理解"新农合"政策实施效果提供了重要视角。

第三，将健康风险管理理念引入"新农合"制度改进分析中，拓宽了健康风险管理理论的应用。"新农合"是农民健康保障机制的重要制度保障，为农民有效化解健康风险提供了制度支撑。将健康风险管理理念与"新农合"制度有效结合，不仅能够发掘"新农合"实现健康保障机制过程中所存在的诸多现实障碍，而且能将健康风险管理理念运用到"新农合"制度改进中，拓展了健康风险管理理论在"新农合"领域研究中的应用。

本研究的现实意义主要体现在以下几点：

一是为综合评价"新农合"政策实施效果提供现实依据。本书通过构建政策效果评价综合分析框架，系统分析"新农合"与医疗服务可及性、医疗服务利用、满意度以及健康需求间的关系，这为综合理解"新农合"政策实施效果及制度改进提供了可靠的实践依据。

二是为完善"新农合"制度提供新思路。健康风险管理更加注重疾病预防与评估的理念应该受到足够重视。目前"新农合"制度重治疗轻预防机制的缺陷既不利于解决农民"看病难"和"看病贵"问题，也不利于"新农合"制度的可持续发展。强调疾病预防与评估的健康风险管理理念有助于实现"有效预防→健康提升→'新农合'基金支付减少→基金支付能力提升→补偿能力提升→有效缓解'看病贵'和'看病难'"机制的良性循环。

三是为政策有效制定提供制度需求基础。制度需求是制度制定的坚实基础,脱离制度需求的制度安排并非良好的制度设定。本研究通过多维度的政策实施效果评价和制度改进分析,不仅强调了农民制度需求的差异性,而且反映了农民的集体诉求,这些需求的差异性和共同性为完善"新农合"政策有效供给提供了制度需求保障。

1.2　文献综述

1.2.1　国外研究综述

近年来,国外很多学者对我国的"新农合"制度表现出了极大兴趣,与之相关的研究内容逐渐丰富。本书将国外学者对中国的研究概括为三个方面:首先是中国农村医疗保障制度研究;其次是"新农合"政策实施效果研究;最后是农民健康风险管理研究。相比较而言,国内针对"新农合"的研究比较领先,而对于医疗保险制度,国外研究比较领先,为吸收国外研究的有益经验,在此首先介绍国外医疗保险的相关研究进展。

(1)国外医疗保险制度及实施效果研究。

医疗保险作为社会保障体系的重要组成部分,能够平滑居民医疗支出风险,缓解健康风险对家庭和社会的冲击。各国均把健全医疗保险制度视为社会保障政策的重要内容。从目前来看,国外农村的医疗保险模式主要分为四种:第一种是免费医疗保障,也称国家医疗或全民医疗保障模式。该模式资金主要来自税收,国民看病时基本上不需要支付相关费用。英国、瑞典、加拿大、爱尔兰、丹麦等发达国家和越南、马来西亚等发展中国家所实行的福利性全民医疗保障制度都属于此种模式。第二种是商业保险模式。该模式将医疗保险作为一种特殊商品,按市场法则自由经营的医疗保险模式。美国是实施商业医疗保险模式的典型代表。第三种是社区合作医疗保障模式。该模式主要依靠社区的力量,按照"风险共担,互助共济"的原则,在一定的社区范围内通过农民集资建立统一的医疗基金,政府通常也给予一定的财政补贴。泰国的医疗保险卡制度是社区合作医疗保障模式的代表。第四种是社会医疗保险模式。该模式是指由国家出面以社会保险的形式组织的，具有社会保险的强制性、互济性、福利性和社会性等特征。社会医疗保险的基金主要来源于国家、集体与个人三方面，通常个人只需要承担小部分的费用，韩国是这种模式的代表。由于不同保障模式运作模式不同，因此不同的保障模式对农民的医疗服务需求是不同的，甚至相同的保障模式在不同的国家的实施效果也是不同的。因此，健康保障的政策效果需要结合实际情况具体分析。

不过，显然医疗保障制度的建立对促进居民的医疗服务利用具有重要意义。20 世纪 70 年代，美国兰德公司组织了一次著名的医疗保险实验，即将消费者随机分配到具有不同共付比例和免赔额的医疗保险计划中，研究结果发现，如果需要患者自己承担的医疗服务责任较多，那么这些患者会显著减少其医疗服务支出（Manning et al.，1987[1]；Pauly，2005[2]）。由于医疗保险能够有效降低医疗服务利用的自付比例和金额，所以一些研究表明医疗保险制度可以刺激消费者购买更多卫生服务（Michael et al.，1997[3]；McCall et al.，1991[4]）。为促进医疗服务可及性的提高，蒂姆·恩瑟和斯蒂芬妮·库珀（Tim Ensor and Stephanie Cooper，2004）[5] 从需方角度详细论述了医疗服务需求可及性的障碍，认为需方可及性和供方可及性同样重要，尤其是对于那些贫困居民而言，由于信息障碍和文化障碍导致从公共支出计划中受益较少。不过，医疗服务需求行为仍然显著受到不同因素的影响。如比特朗和麦金尼斯（Bitran and McInnes，1993）[6] 结合拉丁美洲圣多明哥和圣萨尔瓦多两市住户调查数据的研究结果表明，虽然医疗服

① Manning，W. G.，Duan，N.，Rogers W. H.，1987，"Monte Carlo Evidence on the Choice between Sample Selection and Two – part Models"，*Journal of Econometrics*，Vol. 35，No. 1，pp. 59 – 82.

② Pauly，M. V.，2005，"Effects of Insurance Coverage on Use of Care and Health Outcomes for Nonpoor Young Women"，*American Economic Review*，Vol. 95，No. 2，pp. 219 – 223.

③ Michael，D. H.，Kathleen McGarry，1997，"Medical Insurance and the Use of Health Care Services by the Elderly"，*Journal of Health Economics.* Vol. 16，No. 2，pp. 129 – 154.

④ McCall，N.，Rice，T.，Boismier，J.，et al，1991，"Private Health Insurance and Medical Care Utilization：Evidence from the Medicare Population"，*A Journal of medical Care Organization*，Vol. 28，No. 3，pp. 276 – 287.

⑤ Tim Ensor，Stephanie Cooper，2004，" Overcoming barriers to Health Service Access：Influencing the Demand Side"，*Health Policy and Planing*，Vol. 19，No. 2，pp. 69 – 79.

⑥ Bitran，R. A.，McInnes，D. K.，1993，The Demand for Health Care in Latin America，The International Bank for Reconstruction and Development，The World Bank.

务价格是影响医疗服务利用的重要变量，但消费者对医疗服务质量的认知水平、前往就诊地点所消耗的时间以及受教育程度等对其医疗服务需求行为也具有重要作用。萨恩等（Sahn et al.，2003）[①] 运用坦桑尼亚人力资源发展调查的 1993 年数据进行的研究也表明，医疗服务的质量、医疗服务的价格及其可获性等因素显著影响农村居民医疗服务利用类型选择，尤其是医疗服务价格或医疗费用的增加将会导致一部分人选择自我医疗，而减少医疗服务利用。凯嘉和奥威（Kaija and Okwi，2006）[②] 使用 2002 年和 2003 年乌干达的家庭调查数据，实证分析了医疗服务质量与农村居民医疗服务需求之间的关系，研究发现的医疗服务质量对需求有重要影响，这一结论为研究发展中国家居民医疗服务需求提供了新的视角。医疗服务质量的研究国内还没有受到足够重视，而国外研究为我们提供了有益参考。

总体而言，医疗保障制度的有效实施能够促进居民的医疗服务利用，但医疗服务的需求同样受到多种因素的影响。由于发达国家医疗保障体系比较健全，相比较而言发展中国家的医疗保障体系还需要进一步地完善，政府应更加注重农村的医疗保障制度建设。近年来很多专家学者开始关注发展中国家的农村医疗保障制度建设，这些研究经验和结论将为中国提供宝贵的借鉴。

（2）中国农村医疗保障制度研究。

国外学者偏重从历史的角度探究中国农村医疗保障制度改革和发展中存在的问题及原因。从现有研究看，以 2003 年为分水岭，分为两个重要阶段：第一个阶段是 2003 年前，主要研究传统合作医疗制度成功以及瓦解的原因；第二个阶段是 2003 年后，着重分析"新农合"制度实施后的效果和可能存在的问题。

第一阶段，"新农合"实施前。在 20 世纪 80 年代（改革开放）之前，中国农村的传统合作医疗制度取得了辉煌的成就，国外学者们将中国作为向大量的低收入农村人口提供初级卫生保障的成功典型，并探讨其他国家

① Sahn, D. E., Younger, S. D., Genicot, G., 2003, "The Demand for Health Care Services in Rural Tanzania", *Oxford Bulletion of Economics and Statistics*, Vol. 65, No. 2, pp. 241－260.

② Kaija, D., Okwi, P. O., 2006, Quality and Demand for Health Care in Rural Uganda: Evidence from 2002/03 Household Survey, a paper prepared for the UNU－WIDER Conference on Advancing Health Equity, Helsinki, September 29－30.

可以向中国借鉴的经验。世界银行指出（1993），中国医疗保险制度几乎覆盖了所有城市人口和85%的农村人口，这是低收入发展国家举世无双的成就。同时特别指出，传统合作医疗制度是政府利用15%的投入解决了85%的农村居民看病问题，这是世界卫生史上的一大奇迹[1]。在拥有世界最多农村人口的中国，较大的投保人群对发生频率较低但治疗费用较高的疾病进行保险是有效率的（J. Feldstein，1988）[2]。

　　为什么传统合作医疗制度能够取得如此大的成效呢？兰普顿（M. Lampton，1978）[3] 从政治体制、制度运行环境角度出发，分析了中国20世纪六七十年代农村卫生保障成功运作的特征和环境支持，认为当时社会主义的集权政治体制是制度运行的关键，政府有责任保证全体民众的福利，乡村医生愿意在艰苦贫困的农村为农民服务，这一特殊的政治体制能够使得政府推行的政策高效地在全国推广，同时他还指出，计划经济时期的中国农村，经济基础薄弱，合作医疗制度运行的成本低廉。最后他还考察了其他国家借鉴中国模式的可能性以及制约因素。西得乐和鲁思·赛德尔（W. Sidel and Ruth Sedel，1975）[4] 也详细分析了20世纪六七十年代中国的卫生保健制度，相对于城市的公费医疗和劳保医疗，农村的合作医疗制度却是中国医疗保障制度的创举，他认真考察了农村的三级卫生体制以及合作医疗等，指出三级卫生体制才是这个制度成功的关键。

　　但自20世纪80年代以后，随着中国农村家庭联产承包责任制的推行和农村经济体制改革的深入，中国集体经济形式发生了变化，不少地区集体积累明显减少，与集体公益金相联系的农村各项民生事业受到了削弱，传统农村合作医疗制度在全国各地出现解体、停办趋势。合作医疗的解体使自费医疗成为农村主导的医疗制度，相当规模的农民失去集体医疗保障。此时，中国的"三农问题"突出，农民的"看病难""看病贵"问题开始显现。此外，中国政府错误地认为医疗领域同样可以实行市场化改革，也

　　[1]　世界银行.1993年世界发展报告：投资于健康［M］.北京：中国财经经济出版社，1993.

　　[2]　Feldstein J.，1988，Health Care Economics，A Wiley Medical Publication.

　　[3]　Lampton David M.，1978，"Development and Health Care：Is China's Medical Program Exportable？"，*World Development*，Vol. 6，pp. 621 −630.

　　[4]　Sidel Victor W.，Sedel Ruth，1975，"The Development of Health Care Services in the People's Republic of China"，*World Development*，Vol. 3，No. 7&8，pp. 539 −549.

是传统合作医疗这项惠民制度解体的主要原因（Feng et al. ，1995）①。

由于传统合作医疗的瓦解，在农村导致政策真空，农村居民医疗服务可及性和利用受到严重影响，农民看病越来越难，城乡之间的卫生利用及健康不平等问题越来越严重（J. Smith，1998②；Liu et al. ，1999③）。不过即使"新农合"实施后，中国城乡之间的卫生保健不平等现象同样存在（Zhang et al. ，2005）④。

第二阶段，"新农合"实施后。在2003年"新农合"实施后，国外学者更加关注"新农合"的政策效果。"新农合"的开展，并没有改变中国先前存在的一些严重问题。农村医疗体制存在的问题仍然较多，如自愿社区融资计划的缺失和政府政策的不完全（Liu，2004）⑤，不合理的和浪费的医疗体系所导致的成本膨胀（Winnie Yip et al. ，2008）⑥，服务质量、对患者的责任、效率、成本降低以及公平问题（Karen Eggleston et al. ，2008）⑦等等问题是阻碍"新农合"实施效果的重要因素。综合已有研究，不难发现，有些问题是"新农合"制度本身缺陷造成的，而有些问题则属于制度外的因素推进，如政府机构改革等。对此，很多学者也提出了许多有益的建议，如通过对中英文的医疗服务传递体系文献梳理后，认为中国的医疗服务递送体系仍有改进空间，但是简单的私有化或者简单的鼓励医疗提供者间的竞争并不能解决这些问题，根本性的改进是转变现有的服务付费形式和扭曲的价格机制，另外加强参保人的强大的购买力也能进一步改进结果（Karen Eggleston et al. ，2008）。

① Feng Xueshan, Tang Shenlan, Gerald Bloom, et al. ，1995，"Cooperative Medical Schemes in Contemporary Rural China"，*Social Science & Medical*，Vol. 41，No. 8，pp. 1111 – 1118.

② Smith Christopher J. ，1998， "Modernization and Health Care in Contemporary China"，*Health & Place*，Vol. 4，No. 2，pp. 125 – 139.

③ Liu Yuanli, Hsiao William C. ，Karen Eggleston, 1999，"Equity in health and health care：The Chinese experience"，*Social Science & Medicine*，Vol. 49，pp. 1349 – 1356.

④ Zhang Xiaobo, Kanbur Ravi, 2005，"Spatial Inequality in Education and Health Care in China"，*China Economic Review*，Vol. 16，pp. 189 – 204.

⑤ Liu Yuanli, 2004，"Development of the Rural Health Insurance System in China"，*Health Policy and Planning*，Vol. 19，No. 3，pp. 159 – 165.

⑥ Yip Winnie, Hsiao William C. ，2008，"The Chinese Health System at A Crossroads"，*Health Affairs*，Vol. 27，No. 2，pp. 460 – 468.

⑦ Eggleston Karen, Li Ling, Meng Qingyue, et al. ，2008，"Health Service Delivery In China：A Litrature Review"，*Health Economics*，Vol. 17，pp. 149 – 165.

可见，国外对中国农村医疗保障制度研究的逻辑脉络还是比较清晰的，主要从制度本身出发，发现问题并提出了解决问题的思路。

（3）"新农合"政策实施效果研究。

由于"新农合"的迅猛发展以及调查数据可得性逐渐增强，国外近年来的研究逐渐转移到"新农合"的政策评价上，其出发点是检验"新农合"是否提高了医疗服务可及性和利用率，并在此基础上针对可能存在的问题提出一些思考。此类研究主要以调查数据为主，通过实证分析取得结论。

但是，在"新农合"是否提高居民医疗服务可及性和利用的讨论上，学者们并没有达成共识。瓦格斯塔夫等（Wagstaff et al.，2009）[1] 发现不论是住院服务，还是非住院服务，患者对医疗服务的利用率都得到了提高。黄（Huang，2010）[2] 通过调查数据分析了"新农合"对农民医疗服务的影响，认为"新农合"显著提高了农民的住院医疗服务利用率，提高了病床的使用率，缩短了平均住院时间，贫困地区比非贫困地区正向影响更显著，但随着时间的推移在减弱。而于等（Yu et al.，2010）[3] 和温妮（Winnie，2009）[4] 分别利用广西和全国卫生调查数据研究发现"新农合"只增加了住院服务的需求，而对非住院服务需求利用率几乎没有影响。石等（Shi et al.，2010）[5] 也认为"新农合"并没有提高居民的住院服务可及性，大病仍然是"因病致贫"的主要原因，特别是对贫困群体和慢性病患者，另外医疗救助也没有发挥其应有的作用，现有制度需要改进。来自山东省的数

① Wagstaff Adam, Lindelow Magnus, Gao Jun, et al., 2009, "Extending Health Insurance to the Rural Population: An Impact Evaluation of China's New Cooperative Medical Scheme", *Journal of Health Economics*, Vol. 28, No. 1, pp. 1 – 29.

② Huang Xiaoxian, Aurore Pelissier, Martine Audibert, et al., 2010, "The Impact of the New Rural Cooperative Medical Scheme on Activities and Financing of Township Hospitals in Weifang, China," CERDI, Etudes et Documents, E2010, 39.

③ Yu B., Meng Q., Collins C., et al., 2010, "How Does the New Cooperative Medical Scheme Influence Health Service Utilization?", BMC Health Service Research, 10, 116.

④ Yip Winnie, Hsiao William C., 2009, "Non Evidence – Based Policy: How Effective is China's New Cooperative Medical Scheme in Reducing Medical Impoverishment?", *Social Science & Medicine*, Vol. 68, pp. 201 – 209.

⑤ Shi Wuxiang, Virasakdi Chongsuvivatwong, Alan Geater, et al., 2010, "The Influence of the Rural Health Security Schemes on Health Utilization and Household Impoverishment in Rural China: Data from a Household Survey of Western and Central China", *International Journal for Equity in Health*, Vol. 9, P. 7.

据和利用反事实的研究方法证明，大病的自付费用仍然是农民的较重负担，平均17.8%的补偿是适中的，应该对那些急需要救助的群体进行定位，并提供更好的资助（Sun，2008）[1]。雷（Lei，2009）[2] 运用 CHNS（中国健康与营养调查）数据，结合固定效应模型和双重差分等方法的实证研究也发现"新农合"显著减少了农户对赤脚医生的利用，增加了预防性服务，特别是一般的身体检查。但"新农合"并没有减少自付费用，也没有增加正常医疗服务的利用和身体健康水平。因此，尽管"新农合"的覆盖率不断提高，但"新农合"的影响仍然是有限的。但有的研究利用中国 2004 ~ 2007 年 5 省的调查数据研究认为"新农合"纠正了一些扭曲行为，如减少了特殊服务和药品销售率，但是它可能将没有补偿的负担推给了村诊所，因此在"新农合"的制度设计中，基层服务的利益再分配值得政策制定者更加重视（Singer Babiarz，2010）[3]。

还有学者对不同群体进行了分类研究，瓦格斯塔夫（2009）[4] 认为有慢性病的家庭参合概率更高，"新农合"增加了医疗服务的利用大约20% ~ 30%，但是对费用支出以及对贫困群体的服务没有影响。"新农合"虽然增加了城镇贵重设备的数量，但是对平均成本没有影响。刘美娜（2007）[5] 利用第三次我国卫生服务调查数据的分析认为，我国农村和城镇的医疗服务利用不平等，特别是农村少数民族利用率更低，政府应努力扩大医疗保障覆盖范围，并提高居民的教育水平。

① Sun Xiaoyun, Jackson Sukhan, Carmichael Gordon, et al. , 2008, "Catastrophic Medical Payment and Financial Protection In Rural China: Evidence From The New Cooperative Medical Scheme In Shandong Province", *Health Economic*, Vol. 18, No. 1, pp. 103 – 119.

② Lei Xiaoyan, Lin Wanchuan, 2009, "The New Cooperative Medical Scheme in Rural China: Does More Coverage Mean More Service and Better Health?", *Health Economics*, Vol. 18, No. S2, pp. S25 – S46.

③ Babiarz Kim Singer, Miller Grant, Yi Hongmei, et al. , 2010, "New Evidence on the Impact of China's New Cooperative Medical Scheme and Its Implications for Rural Primary Health Care", *British Medical Journal*, Vol. 341, P. 5617.

④ Wagstaff Adam, Lindelow Magnus, Gao Jun, et al. , 2009, "Extending Health Insurance to the Rural Population: An Impact Evaluation of China's New Cooperative Medical Scheme", *Journal of Health Economics*, Vol. 28, No. 1, pp. 1 – 29.

⑤ Liu Meina, Zhang Qiuju, Lu Mingshan, et al. , 2007, "Rural and Urban Disparity in Health Services Utilization in China", *Medical Care*, Vol. 45, No. 8, pp. 767 – 774.

在参合行为分析上，刘丹等（2011）[1]利用 CHNS 数据和倾向分值匹配的方进行法研究，发现在"新农合"中存在系统性的逆向选择，主要体现在健康和与经济有关的方面。尤其是在西部地区，外出劳动者的比例越大越不愿意参加"新农合"。不过"新农合"提高了贫困阶层的医疗服务利用，西部地区受益最大，但是"新农合"在西部地区也诱发了道德风险问题。

研究还发现，医方的道德风险普遍存在，诱导消费现象严重。孙晓勇等（2009）[2]通过山东省开展"新农合"和未开展"新农合"县的比较分析发现，"新农合"县和非"新农合"县均存在多开药现象，但开展"新农合"的县里医生开药及注射等费用均比非"新农合"县要多。对于"新农合"县内的参合和未参合农民来说并没有显著差异，总体上讲多开的药和补偿的费用相当。尤其是在"新农合"县，多开药现象非常普遍，这加重了用药质量和安全的担心。应加强激励机制设计，并规范医生的不合理用药行为。

综上所述，"新农合"在提高农民医疗服务可及性和利用方面起到了一定作用，虽然存在问题，但是值得肯定。同时，由于所用数据不同和研究方法等方面的差异，对所得结论的认识也要慎重。因为"新农合"开展的时间不长，所获数据的质量可能不是很高，或者"新农合"的成效还没有发挥出来，因此需要不断地对现实情况进行检验，以做出较为客观、公正的评价。政策评价的最终目的是促进"新农合"的可持续发展，提高农民医疗服务的可及性和利用，提高农民健康水平。

（4）农民健康风险管理研究。

无论是在中国，还是在其他国家，农民一直是急需保护的弱势群体，农户的健康问题更是政府和学界关注的焦点。就我国而言，由于农民经济收入低，获取健康服务能力差，随着健康保健费用的上升，其健康风险将

---

① Liu Dan, Daniel Tsegai, 2011, "The New Cooperative Medical Scheme（NCMS）and Its Implications for Access to Health Care and Medical Expenditure: Evidence from Rural China", ZEF – Discussion Papers on Development Policy No. 155, Center for Development Research, Bonn, October 2011, P. 42.

② Sun Xiaoyun, Jackson Sukhan, Carmichael Gordon A., et al., 2009, "Prescribing Behaviour of Village Doctors Under China's New Cooperative Medical Scheme", *Social Science & Medicine*, Vol. 68, Apr. pp. 1775 – 1779.

不断增加，因而对农户的健康风险管理显得尤为重要。圣安娜（Santana Paula，2002）[1] 提出贫困农村家庭面对负面健康事件发生时，会被触发的健康风险逼到极为无助的地位，农户自身的脆弱性不得不面对两难选择：要么选择不治疗而导致家庭成员健康状况恶化甚至死亡，要么投入大量财力、物力和精力来换取家庭成员的健康与生命，但会使家庭陷入贫穷或更加贫穷的境地。这位学者认为，在贫困人口众多的中国农村，贫困与健康是一对矛盾，如果没有必要的制度保障，则农户只能在健康与贫困的困境中挣扎。

不言而喻，较大的健康风险无论对农户的经济生产，还是家庭生活，都有着极为重要的影响。特别是在中国，当众多的农民健康状况恶化时，一方面不少的农村家庭会出现"因病致贫""因病返贫"现象；另一方面中国"三农"问题的严峻形势也会进一步加剧。马坎等（Mocan et al.，2004）[2] 通过对中国农村居民的专项调研发现，农村居民面临的健康风险比城市居民要高，另外农村居民对医疗服务的需求价格弹性要比城市居民高，原因归结于城市居民比农村居民有更多的健康保障且收入比农村居民要高，因而他们建议中国政府要重视对农村居民的健康保障问题，一方面要完善制度保障，另一方面要提高农村居民的收入。

如何对农户的健康风险进行管理呢？健康风险管理过程主要包括三个部分：风险识别、风险评估和风险应对。从已有研究看，主要是针对风险发生后的应对策略，风险应对包括预防及缓解或者消除风险发生的后果。普雷克等（Preker et al.，2001）[3] 认为穷人和富人在处理风险时的机制明显不同，非贫困家庭主要利用信贷、保险等正式的风险规避机制，而穷人则以家庭、朋友及公共网络等非正式风险分散机制为主。绍尔博恩（Sauerborn，1996）[4] 讨论了农户应对疾病费用的各种方式，分析了这些方式是否

① Santana Paula, 2002, "Poverty, Social Exclusion and Health in Portugal", *Social Science and Medicine*, Vol. 55, No. 1, pp. 33 – 45.

② Mocan H. Naci, Tekin Erdal, Zax Jeffrey S., 2004, "The Demand for Medical Care in Urban China", *World Development*, Vol. 32, No. 2, pp. 289 – 304.

③ Preker, A. S., Carrrin, G., Dror, D., et al., 2002, A Synthesis Report on the Role of Communities in Resource Mobilization and Risk Sharing, CMH Working Paper Series.

④ Sauerborn, R., Adams, A., Hien, M., 1996, "Household Strategies to Cope with the Economic Costs of Illness", *Social Science Medical*, Vol. 43, No. 3, pp. 291 – 301.

有效阻止了风险的发生。为了分散健康风险，预防性储蓄起着非常重要的作用（Atella，2005）[①]。

阿萨瓦（Asfaw，2003）[②] 将农户的健康风险管理的研究进行了深化，指出要区别对待影响健康风险的因素，这些因素可分为可控制及不可控制因素。可控因素包括因人而异的健康相关行为，如实施积极的疾病预防行为，倡导健康的生活方式等；不可控因素包括社会经济状况、个人和家庭特征、自然环境等难以改变的或在短期之内难以改变的因素。由于那些不可控因素是无法改变或一时无法调整的，因而政府和社会可以采取积极措施进行社会化的健康风险防范，通过改变影响健康风险的社会经济因素来达到降低居民健康风险的目的。

那么，"新农合"制度是否增强了农户的健康风险管理呢？温妮等（2009）[③] 认为"新农合"对减缓贫困作用较小的原因是现实定位问题，其并没有考虑慢性病对致贫的重要影响，当慢性病越来越成为农民负担的时候，保险覆盖范围仅针对大病医疗的措施可能并不是最有效的。这显示出政策供给和政策需求之间存在差异，或者说供给与需求间有断层，衔接不畅。

因此，要想使"新农合"变成农民健康风险管理的有效的和必要的组成部分，需要将"新农合"的制度供给和农民健康风险管理的制度需求两者结合起来，只有这样，政策才能真正满足农民的切实需要，"新农合"的定位也才会准确。

综上可知，国外对"新农合"的研究正逐渐深入，特别是近些年研究文献逐渐增多。虽然数据来源与研究方法不同，所得结论有所差异，但是仍能为国内改革以及学术研究提供有益参考。目前国外研究"新农合"的重点是对其进行政策评价，然后从中发现问题并加以解决。在农民健康风

① Atella Vincenzo, Rosati Furio C., Rossi Maria C., 2005, "Precautionary Saving and Health Risk", *Center for International Studies on Economic Growth Tor Vergata*, Paper Series, Vol. 25, No. 11, P. 75.

② Asfaw Abay, 2003, "Costs of Illness, Demand for Medical Care, and the Prospect of Community Health Insurance Schemes in the Rural Areas of Ethiopia", Peter Lang Frankfurt.

③ Yip Winnie, Hsiao William C., 2009, "Non Evidence – Based Policy: How Effective is China's New Cooperative Medical Scheme in Reducing Medical Impoverishment?", *Social Science & Medicine*, Vol. 68, pp. 201 – 209.

险管理方面，已有研究也主要是关注健康风险发生后的应对措施，专门从风险管理角度研究，系统分析中国的"新农合"问题的更是少之又少。这可能是由于中国"新农合"实施时间较短，导致可利用的经验数据较少，研究视野受限。但可以预见，随着"新农合"实践的不断推进，未来的研究方向不论是内容、角度，抑或研究方法必定会更加深入。

1.2.2 国内研究综述

中国自 2003 年开始实行新型农村合作医疗制度以来，国内大批专家、学者从不同角度对其进行了较深入的研究。目前国内研究现状则以"新农合"制度为主，国内外制度比较研究逐渐增多。根据本研究需要，相关文献也被归纳为三类：首先是农村医疗保障制度研究；其次是"新农合"政策实施效果研究；最后是农民健康风险管理研究。

（1）农村医疗保障制度研究。

农村医疗保障制度的研究范围较广，核心关键词是"可持续发展"。从已有研究看，主要从各种视角发现"新农合"存在的问题，以及需要注意的方面，其中政府责任在"新农合"构建中起着不可忽视的作用。研究角度包括经济学和管理学等多个方面，研究方法以规范分析为主，实证分析为辅。

"新农合"存在的问题方面，王瑶平等（2004）[①] 从经济学角度分析了制度供给与需求、弹性与定价、制度环境的变化及政府与市场的关系，并指出政府的具体制度设计必须符合经济学的基本规律。刘军民（2006）[②] 则从管理学角度具体论述了"新农合"存在的制度缺陷及面临的挑战，也很深入。

"新农合"的可持续发展方面，曾祥炎等（2005）[③] 认为政府信用缺失对推进"新农合"有显著影响，政府必须"承诺行动"，解决信用缺失问

---

① 王瑶平，李信. 中国农村医疗保险的经济学视角——医疗服务理想与现实的碰撞 [J]. 农业经济问题，2004，（3）：28 - 35.

② 刘军民. 新型农村合作医疗存在的制度缺陷及面临的挑战 [J]. 财政研究，2006，（2）：35 - 37.

③ 曾祥炎，曾祥福，周良荣. 政府信誉缺失对推行新型农村合作医疗的影响及对策 [J]. 中国卫生经济，2005，（1）：11 - 13.

题。此外，有些学者从公平与合作视角（袁辉，2010）①、制度的可及性和可得性角度（林闽钢，2008）②、政府间转移支付制度化，促进公共服务横向均等化视角（顾昕等，2006）③、自愿参与下的激励机制与可持续发展等角度（方黎明等，2006）④ 系统阐述了"新农合"的制度缺失，为完善"新农合"制度提供了新思路。

还有些学者探讨将"新农合"制度和医疗救济结合的模式，如农业部农业经济研究中心课题组（2007）⑤ 对"新农合"与特困人口的医疗救助相结合的制度建设进行了讨论，指出结合模式既要降低运行成本，又要有利于两部门的协调合作。从现实看，中国居民看病难和看病贵是各方利益博弈的结果，改革医疗体制任务艰巨，需要平衡各方利益，同时需要在社会化办医、增加医疗服务资源及培养基层人才等多方面作出努力（姚中杰等，2011）⑥。

李琼（2009）⑦ 则详细研究了印度的医疗保障体系的公平性问题，分析印度在医疗服务提供、筹资方面的优劣，并提出了诸如加大政府卫生财政投入、鼓励私营机构的发展、寻求国际非政府组织的援助等方面的建议，逐步提高医疗服务可及性，以避免中国医改付出不必要的制度转换成本。

不少学者也关注了"新农合"中的农户行为，并进行了较为细致的分析。这方面的研究主要以实证研究为主，具体包括两部分：一部分是农户的参合行为研究，主要研究影响参合行为的主要因素，特别是对是否存在逆向选择问题的关注；另一部分是"新农合"对农民消费行为的影响。

① 袁辉. 我国新型农村合作医疗制度：公平与合作视角的分析 [J]. 农业经济问题，2010，（7）：30-36.
② 林闽钢. 新型农村合作医疗制度缺失研究 [J]. 东岳论丛，2008，（1）：1-5.
③ 顾昕，方黎明. 公共财政体系与农村新型合作医疗筹资水平研究——促进公共服务横向均等化的制度思考 [J]. 财经研究，2006，（11）：37-45.
④ 方黎明，顾昕. 突破自愿性的困局：新型农村合作医疗中参合的激励机制与可持续性发展 [J]. 中国农村观察，2006，（4）：24-32.
⑤ 农业部农业经济研究中心课题组. 新型农村合作医疗和特困人口医疗救助相结合的制度建设 [J]. 中国人口科学，2007，（2）：43-51.
⑥ 姚中杰，尹建中，徐忠欣. 我国看病难、看病贵的形成机理解析 [J]. 山东社会科学，2011，（9）：134-137.
⑦ 李琼. 印度医疗保障体系公平性分析 [J]. 经济评论，2009，（4）：120-127.

农户的参合行为研究主要包括：林晨（2007）[①] 利用中部地区的数据对农民参合意愿的研究发现，收入对参合意愿有显著的正向影响，而健康状况则不显著，这表明逆向选择效应不明显。杨文选等（2007）[②] 通过分析对陕西省旬阳县的"新农合"实施情况，发现年龄、性别、健康状况、认知程度等均对参合意愿有显著影响。其中健康状况对参合有显著影响，存在明显的逆向选择效应。吴（Wu，2008）[③] 利用农业部固定观察点数据对参合行为进行了检验，认为存在严重的逆向选择效应。朱信凯等（2009）[④] 通过理论和实证提出，采取"柠檬定价"策略，依据风险分类涉及合约组合，并建立一套激励相容的机制，是解决中国"新农合"中存在的逆向选择问题的次优选择。陈华（2011）[⑤] 从制度整合的视角分析了农民的支付意愿，通过测算不同补偿方案下的支付意愿值，为城乡的医疗保障制度整合提供了思路。王红漫等（2006）[⑥] 分析了"新农合"参与、满意度及可持续性的影响因素，得出政策知晓因素对"新农合"的参与、满意度及可持续性均有显著影响。从已有研究看，影响农户参合的因素较多，逆向选择效应确实存在，如何规避逆向选择，提高农民的支付意愿与满意度以及实现"新农合"的可持续发展，需要一系列的机制设计，这也必将成为以后研究的重点。

　　"新农合"对农民消费的影响研究主要包括：高梦滔（2010）[⑦] 利用8省的微观面板数据研究了"新农合"与农户的储蓄行为，在不同的储蓄测度下，参加"新农合"的农户储蓄效应明显减少，这就为中国扩大内需，

　　① 林晨．中部地区农民参加农村新型合作医疗的影响因素分析——山西省寿阳县的调查［J］．农业经济问题，2007，（1）：47－51.

　　② 杨文选，杨艳．新型农村合作医疗应重视农民的参与意愿——以陕西省旬阳县为例［J］．农业经济问题，2007，（8）：26－30.

　　③ Wu，B. Z. The Effects of the Health Insurance Availability on the Demand－side：An Impact Evaluation of China's New Cooperative Medical Scheme，Tsinghua University Working Paper，2008.

　　④ 朱信凯，彭延军．新型农村合作医疗中的"逆向选择"问题：理论研究与实证分析［J］．管理世界，2009，（1）：79－88.

　　⑤ 陈华．新型农村合作医疗中的农民支付意愿研究——基于制度整合的角度［J］．农业经济问题，2011，（8）：45－51.

　　⑥ 王红漫，顾大男，杜远举等．新型农村合作医疗参与、满意度及持续性的影响因素分析［J］．中国人口科学，2006，（5）：42－49.

　　⑦ 高梦滔．新型农村合作医疗与农户储蓄：基于8省微观面板数据的经验研究［J］．世界经济，2010，（4）：121－133.

促进经济长久发展提供了参考，即必须注重农村的社会保障制度建设。白重恩等（2012）[①] 利用农业部固定观察点数据，通过倍差法的研究也认为"新农合"减少了预防性储蓄，但只有那些有村民获得过补偿的村庄，保险对消费的正向影响才显著，且新加入的农户消费影响小于参加一年以上的农户。这在一定程度上说明农户的信任程度与消费有一定关系，这也必然和"新农合"的实际运行效果有关。都阳等（2009）[②] 利用安徽和江苏两省的数据，采用倾向分值匹配分析方法的研究认为"新农合"有助于农民在遭遇健康风险时的平滑消费，但"新农合"的报销力度不足以提升农户的消费水平。可以发现，已有研究均对"新农合"持肯定态度，但是值得注意的是，仍然有很多现实限制条件制约"新农合"的积极成效，如何完善制度设计，切实提高医疗服务可及性，值得政府和学者重点关注。

另外，道德风险问题也是研究重点。道德风险主要包括供方道德风险和需方道德风险。供方道德风险的主体是医院以及医生，需方道德风险的主体是农民。从已有研究看，供方道德风险较严重。相关理论研究主要有：叶明华（2010）[③] 分析了"新农合"制度运行中的多重道德风险，试图解释"新农合"中的欺诈现象，并在此基础上提出"新农合"制度运行模式优化的对策。顾昕等（2007）[④] 从费用控制角度探讨了"新农合"的可持续发展，指出问题的关键是"新农合"应扮演第三方购买的角色，积极正确引导医疗机构的服务行为，在一定范围内鼓励竞争，同时政府应充分发挥监管职能。

实证研究大多证实了道德风险的存在。如吴妮娜等（2005）[⑤] 发现，定点医疗机构的住院医疗费用在"新农合"实施后均有不同程度的增长，不

---

① 白重恩，李宏彬，吴斌珍. 医疗保险与消费：来自新型农村合作医疗的证据 [J]. 经济研究，2012，（2）：41－53.

② Philip H. Brown，Alan de Brauw，都阳等. 新型农村合作医疗与农户消费行为 [J]. 中国劳动经济学，2009，（11）：1－27.

③ 叶明华. 多重道德风险与新型农村合作医疗运行模式优化研究 [J]. 农村经济，2010，（12）：76－79.

④ 顾昕，方黎明. 费用控制与新型农村合作医疗的可持续性发展 [J]. 学习与探索，2007，（1）：137－141.

⑤ 吴妮娜，王莉杨，王蓉等. 新型农村合作医疗实施前后定点医疗机构住院费用的比较分析 [J]. 中国卫生经济，2005，（12）：60－62.

合理药费普遍存在（杨金侠等，2008）[①]。更进一步，李连友等（2011）[②]对"新农合"中存在的欺诈风险进行了度量，采用聚类模型和蒙特卡洛模拟实证后表明，社会专门欺诈团伙、参合农民和定点医疗机构是三大主要参与欺诈主体，社会专门欺诈团伙和定点医疗机构对"新农合"基金造成的损失最大，我国每年需要计提约2897万元的欺诈风险准备金。道德风险的普遍存在，严重影响了"新农合"制度的可持续发展，应引起足够关注。

（2）"新农合"政策实施效果研究。

这方面的研究方法以实证研究为主，主要方法是利用微观调查数据对"新农合"进行政策效果评价。具体表现为，量化"新农合"缓解因病致贫的成效、"新农合"对医疗服务可及性和利用的影响程度，以及"新农合"对改善医疗服务利用不平等所起的作用三个方面，检验"新农合"对农民"看病贵"和"看病难"的影响。

一是"新农合"对缓解"因病致贫"的影响。从已有研究看，国内学者对"新农合"缓解"因病致贫"的效果持积极态度，认为"新农合"有效地缓解了"因病致贫"的现象。陈迎春等（2005）[③]通过贫困缺口对"新农合"缓解因病致贫的效果进行了评估，表明"新农合"对缓解因病致贫发挥了重要作用。基金使用效率较高，但是有效供给率较低。应加大力度调整补偿方案，并与特困医疗救助相结合，提高贫困人口的补助力度。徐雅丽等（2011）[④]将金融风险的思想引入"新农合"的政策实践中，并构建"新农合"缓解"因病致贫"效果指数，利用广东省5个地区数据的实证检验表明，"新农合"对缓解因病致贫有一定效果。通过模拟弹性分析可知，报销比例对指数影响较大，因此提高报销比例是最有效的办法。齐

① 杨金侠，李士雪，温丽娜等. 新型农村合作医疗医疗费用控制实证研究——新型农村合作医疗道德风险发生的主要环节 [J]. 中国卫生经济，2008，（7）：11 – 13.

② 李连友，林源. 新型农村合作医疗保险欺诈风险度量实证研究 [J]. 中国软科学，2011，（9）：84 – 93.

③ 陈迎春，陈锡武，王蓉等. 新型农村合作医疗缓解"因病致贫"效果测量 [J]. 中国卫生经济，2005，（8）：26 – 28.

④ 徐雅丽，李亚青，吴连灿. 新型农村合作医疗缓解因病致贫效果指数构建 [J]. 财经科学，2011，（10）：108 – 115.

良书（2011）① 利用 2003～2006 年全国 30 个省（市、自治区）的微观面板数据研究认为"新农合"能显著降低贫困发生率，促进中低收入农民增收，显著降低了村庄内部的收入分配不均等现象，但对省范围内的农民收入分配状况没有影响。这些研究成果不仅刻画了"新农合"对缓解"因病致贫"的具体效果，最重要的是提出了很多有益的建议，特别是强调了"新农合"在制度设计中应注意的关键问题，有一定参考价值。

二是"新农合"对医疗服务可及性和利用的影响分析。从已有研究看，大部分文献认为"新农合"提高了医疗服务的利用，但是对医疗服务可及性影响不大。医疗服务利用主要针对住院、门诊及慢性病诊治三个方面。不同学者依据不同的角度和数据得出了有针对性的结论。如有学者认为"新农合"提高了参合农民患慢性病的确诊率和就诊率，并改变了参合农民的就诊流向（苗艳青等，2008）②。但是"新农合"有效利用卫生资源的制度功能被基层医疗机构的落后所减弱（叶明华，2011）③。尽管"新农合"提高了门诊的服务利用效率，改善了服务公平性，但却对住院服务利用水平和公平性没有明显改善（李燕凌等，2009）④。解垩（2008）⑤ 利用 2000 年和 2006 年 CHNS 数据，运用倍差方法的研究同样认为"新农合"增加了医疗服务利用，但对净医疗费用没有影响。这说明"新农合"对农民自费的医疗费用没有影响，医疗服务的可及性并没有明显改善。与之相反的是，吴（2008）⑥ 结合农业部固定观察点数据和双重差分法的研究却认为"新农合"对参加者的医疗服务利用没有影响，但是显著减少了自付费用。值得注意的是医疗服务的利用不平等现象突出，高收入者利用率明显高于低

① 齐良书. 新型农村合作医疗的减贫、增收和再分配效果研究 [J]. 数量经济技术经济研究，2011，(8)：35-52.

② 苗艳青，张森. 新型农村合作医疗制度实施效果：一个供需视角的分析 [J]. 农业经济问题，2008，(11)：71-77.

③ 叶明华. 医疗服务于农民：奢侈品还是必需品？——基于 1990—2009 年城乡医疗需求收入弹性比较研究 [J]. 农业经济问题，2011，(6)：30-34.

④ 李燕凌，李立清. 新型农村合作医疗卫生资源利用绩效研究——基于倾向得分匹配法（PSM）的实证分析 [J]. 农业经济问题，2009，(10)：51-58.

⑤ 解垩. 新型农村合作医疗的福利效应分析——微观数据的证据 [J]. 山西财经大学学报，2008，(9)：12-17.

⑥ Wu，B. Z. The Effects of the Health Insurance Availability on the Demand - side: An Impact Evaluation of China's New Cooperative Medical Scheme，Tsinghua University Working Paper，2008.

收入者,形成了"贫补富"现象。为了提高农村居民的医疗服务利用率,完善医疗保障制度、提高居民的实际购买力仍然是重要保证(叶明华,2011)①。

薛萍等(2009)②利用25个试点县和33个非试点县的对比分析研究了"新农合"对医疗服务质量的影响,他们认为试点县的医疗服务质量总体上好于非试点县,但在门急诊等方面还有待加强。这一方面说明了"新农合"对医疗服务利用的利好影响,同时也暗含着良好医疗服务质量的可及性仍然较差。

不过也有学者拓宽了视野,提出不应仅仅考虑"新农合"的经济绩效,还要考虑健康绩效。程令华等(2012)③利用中国老年健康影响因素跟踪调查2005年和2008年数据进行对比研究,分析认为"新农合"提高了参合者的健康水平,促进了参合者的医疗服务利用率,降低了支付比例,但是实际医疗支出和大病发生率并未显著下降。这主要是因为医疗服务需求弹性较大使参合者对"新农合"的反应是增加医疗消费而非减少医疗支出。不过有意思的是,封进等(2010)④利用中国健康和营养调查(CHNS)数据,通过倍差法对比分析了村级和县级医疗服务价格的影响,研究认为由于县医院的垄断地位和营利性目标,导致"新农合"引入后,价格上涨幅度和"新农合"的报销比例基本相同。究竟是医疗服务利用增多还是价格提高导致费用增加,看来还有待商榷。

三是"新农合"对医疗服务利用不平等研究。对于医疗服务不平等的研究较少,主要的结论是"新农合"对医疗服务利用的影响有限,甚至起到负向作用。解垩(2009)⑤利用CHNS数据,结合不平等分解方法进行研究,认为中国居民的健康和医疗服务利用均存在"亲富人"的现象,不平等问题普遍存在,医疗保险因素扩大了医疗服务利用的不平等程度。任苒

① 叶明华. 医疗服务于农民:奢侈品还是必需品?——基于1990—2009年城乡医疗需求收入弹性比较研究 [J]. 农业经济问题, 2011, (6): 30-34.

② 薛萍, 陆春梅, 李强, 等. 新型农村合作医疗试点与非试点县医疗服务质量对比分析 [J]. 科技信息, 2009, (25): 14-15.

③ 程令华, 张晔. "新农合":经济绩效还是健康绩效? [J]. 经济研究, 2012, (1): 120-130.

④ 封进, 刘芳, 陈沁. 新型农村合作医疗对县村两级医疗服务价格影响 [J]. 经济研究, 2010, (11): 127-139.

⑤ 解垩. 收入相关的健康及医疗服务利用不平等研究 [J]. 经济研究, 2009, (2): 92-105.

等（2007）[①] 通过 3 个试点县 879 户农户的入户调查研究，认为"新农合"实施后，医疗服务利用的不平等程度有所缓解，但"新农合"改善医疗负担的不平等的作用是有限的。宁满秀等（2011）[②] 利用 CHNS 数据说明，虽然"新农合"提高了贫困阶层的医疗服务公平性，但是"新农合"的医疗服务利用公平性仍然较差。封进等（2012）[③] 也利用 CHNS2004 年和 2006 年数据研究了"新农合"对改善医疗服务利用不平等的影响，发现"新农合"存在有利于富人的现象，虽然这种作用有所减弱。"新农合"对改善医疗服务利用不平等有所贡献，尤其是对女性效果更为明显，但是"新农合"对于在较高层级医疗机构就诊的不平等作用不显著，主要贡献则来自于收入效用。

（3）农民健康风险管理研究。

健康风险管理起源于 20 世纪 60 年代的美国，其目的是有效鉴别健康风险，提高干预的有效性，并实施监测。健康风险管理源于保险公司经营的需要，在国外发展迅速。"新农合"作为健康保险的一种方式，其在制度设计与实施上完全可以借鉴国外健康风险管理的有益经验，做到预防、治疗和监督的有效结合，最大限度地发挥"新农合"的积极作用。

农民的健康风险管理为什么重要，已有学者的研究从侧面说明了农民须实行健康风险管理的必要性。如罗楚亮（2007）[④] 认为健康风险已经成为影响居民家庭支出水平和福利水平的重要因素，医疗救助制度对于分散风险有显著作用，但如果遭遇较为严重的疾患，目前的医疗救助制度力度仍然有限。由于政府的医疗服务长期从农村退出已经导致医疗等基本公共服务严重缺失，农民的健康风险明显增加，导致农村部分居民"因病信教"，一定程度上助推了宗教信仰的"复兴"（江金启等，2011）[⑤]。中国城市化进程的快速推进，同样加剧了农民的健康风险，已经导致失地农民的

① 任苒，金凤. 新型农村合作医疗实施后卫生服务可及性和医疗负担的公平性研究 [J]. 中国卫生经济，2007，(1)：27-31.

② 宁满秀，潘丹. 新型农村合作医疗对农户医疗服务利用平等性影响的实证研究——基于 CHNS 的数据分析 [J]. 东南学术，2011，(2)：64-71.

③ 封进，刘芳. 新农合对改善医疗服务利用不平等的影响 [J]. 中国卫生政策研究，2012，5(3)：45-51.

④ 罗楚亮. 健康风险、医疗保障与农村家庭内部资源配置 [J]. 中国人口科学，2007，(2)：34-42.

⑤ 江金启，郑风田，刘杰. 健康风险与农村居民信仰选择 [J]. 南方经济，2011，(3)：43-54.

健康水平普遍低于有地农民（秦立建等，2012）①。

面对农民急剧增加的健康风险，他们应如何有效应对成为学者关注的焦点。其中，王欢等（2008）② 强调了整体社会网络对健康风险管理的积极作用，但也强调这种非正式制度安排应作为补充，政府的正式制度安排仍是化解农民健康风险的主要途径。张芳洁等（2011）③ 基于故障树分析方法，分析了中国农村居民的健康风险，并简单介绍了相应的风险评价办法和应对策略。马敬东等（2007）④ 则构建了中国西部地区贫困家庭健康风险模型，并对风险管理进行了详细论述，认为农村贫困家庭户主健康风险认知存在不足，风险应对包含正式制度和非正式制度将长期存在，必须建立一个综合性的框架以满足农民的健康风险管理需求。王翌秋（2012）⑤ 以健康风险为切入点，重点回顾了目前农民所面临的健康风险和应对策略，认为"新农合"应该是农民健康风险管理的主要方向。蒋远胜等（2005）⑥ 在测算疾病直接成本的基础上，分析了农户的应对策略，解释了非正式风险应对策略对防止"因病致贫"以及发展农村合作医疗的政策含义，认为家庭和"扩大的家庭"在农户的疾病成本应对中占有重要作用，并表示"扩大的家庭"这种介于家庭和农村合作医疗之间的非正式制度对建立"新农合"具有重要的借鉴意义。

"新农合"的目标是降低农民的健康经济风险，那么"新农合"能否成为农民健康风险管理的有效手段，又该如何使"新农合"真正满足农民的健康风险管理需求，这不仅需要"新农合"制度的不断完善，也需要全社会的共同努力，搭建完善的农民健康风险管理体系。

综上可知，已有研究对"新农合"制度本身存在的问题探讨较多，而

---

① 秦立建，蒋中一. 失地对中国农村居民健康风险的影响分析 [J]. 中国人口科学，2012，（1）：102－110.

② 王欢，张亮，马敬东等. 贫困农村地区健康风险管理中的整体社会网络分析——以贵州某村庄为例 [J]. 中国卫生经济，2008，（12）：31－34.

③ 张芳洁，张吉龙. 我国农村居民健康风险分析：基于故障树分析法 [J]. 中国卫生经济，2011，（5）：55－59.

④ 马敬东. 中国西部农村贫困家庭健康风险模型与风险管理研究 [D]. 华中科技大学博士论文，2007.

⑤ 王翌秋. 农户的健康风险与健康风险管理 [J]. 台湾农业探索，2012，（1）：58－62.

⑥ 蒋远胜，Joachim von Braun. 中国西部农户的疾病成本及其应对策略分析——基于一个四川省样本的经验研究 [J]. 中国农村经济，2005，（11）：33－39.

从农民需求角度出发综合评价"新农合"政策效果的相关研究较少。尤其是大多数研究主要以全国数据为主，尤其是运用 CHNS 数据分析较多，但该数据由于覆盖范围较大而更新较慢。不难发现，以地区为对象的调查研究仍然较少。由于"新农合"政策实施的差异，不同地区的比较分析结果往往并不具有可比性，因此急需针对特定地区的具体分析，这样才能得出更具有针对性的结论，也才能为全国的"新农合"政策完善提供参考。此外，由于缺少政策实施效果评价体系的严密逻辑推演与论证，造成政策效果评价框架体系的不完善。因此，如何在理论逻辑推演的基础上构建统一的"新农合"政策实施效果评价体系，侧重考察农民需求是评估"新农合"政策实施效果的未来研究方向。

1.3 研究目标、研究内容与研究思路

1.3.1 研究目标

"新农合"政策实施效果包括"新农合"管理体制绩效、基金收缴与运营绩效等多个方面。但考虑到这些维度产生的效应对农民的影响往往是间接的，故不能直接地体现农民对"新农合"制度需求的现状，而农民需求满足程度更能真实反映"新农合"的实施成效。因此，本书将主要研究方向定位于"新农合"对农民医疗服务需求的影响，并由此展开文章的结构安排。围绕"新农合"对医疗服务需求的影响，结合"新农合"改革目标的现实角度和相关理论视角，具体构建政策效果评价的综合分析框架体系，主要包括几个部分：①医疗服务可及性问题分析，即考察"新农合"是否缓解了农民"看病贵"和"看病难"问题（"新农合"制度的第一个目标）；②医疗服务利用问题分析，即考察"新农合"是否促进了医疗服务利用并改善了医疗服务利用不平等现状（"新农合"制度的第二个目标）；③满意度问题分析，即考察农民对"新农合"的满意度情况（"新农合"制度的第三个目标）；④"新农合"制度改进问题分析，即通过健康需求视角，结合健康风险管理理念，对"新农合"制度加以改进，发挥"新农合"健康风险保障机制的重要作用（"新农合"制度应该实现的最终目标）。由此可见，首先通过考察"新农合"对农民医疗服务需求的影响，

然后过渡到农民健康需求理念的"新农合"制度改进，最终目的是评价"新农合"政策实施的效果并从中发现制度制定与制度运行中面临的现实问题，并努力将健康风险管理理念运用于"新农合"制度改进与完善的过程中，以不断完善"新农合"制度，为全国政策的有效实施提供有益参考。

1.3.2 研究内容

第1章，绪论。阐述本研究的理论和现实意义，分析国内外研究现状，指出本研究的创新点，概述研究的思路和分析框架，介绍主要研究方法，确定基本研究目标和研究内容。

第2章，"新农合"政策实施效果评价综合分析框架。这部分为实证分析的结构与逻辑基础。首先梳理政策效果评价及改进理论，为综合分析框架总体构建提供理论支撑。然后具体分析各子维度中"新农合"的作用机理，初步确定综合分析框架的逻辑思路。最后明确各维度的研究内容，将各子维度含义具体化，最终构建具体的"新农合"政策实施效果评价的综合分析框架。

第3章，"新农合"实施效果多层面比较分析。分别从国家、省级、市级和地区四个层面，利用横截面数据或时间序列数据，系统梳理中国"新农合"历史脉络与实施效果，并从省级、市级和地区层面定性比较分析"新农合"对医疗服务可及性与利用的影响及其可能存在的问题，为后面章节的政策实施效果评价提供现实依据。

第4章，"新农合"对医疗服务可及性影响分析。这是政策实施效果评价的第一部分。本章将利用大连市调查数据详细评价"新农合"对医疗服务可及性的影响。鉴于不同农民对医疗服务可及性感受的差异性，进一步实证分析医疗服务可及性的影响因素。

第5章，"新农合"对医疗服务利用及平等性影响分析。这是政策实施效果评价的第二部分。首先，结合辽宁省调查数据详细评价"新农合"对农民医疗服务利用及其不平等的作用。然后，利用大连市调查数据检验"新农合"、医疗服务可及性以及医疗服务利用三者间的理论逻辑关系，即验证是否存在"'新农合'→提高医疗服务可及性→提高医疗服务利用效率"的逻辑关系。

第6章，"新农合"满意度多维度综合分析。这是政策实施效果评价的第三部分。本章将选取直接满意度指标和间接满意度指标具体考察"新农合"满意度现状。具体为："新农合"满意度主观评价分析；参合行为和参合意愿分析；"新农合"福利认同分析。

第7章，基于健康风险管理的"新农合"制度改进。本部分是在政策实施效果评价基础上的制度改进分析。首先，结合辽宁省调查数据初步识别影响农民健康风险的因素。然后，将健康风险管理理念应用于"新农合"实践中，具体考察"新农合"制度供给和农民制度需求间的差异。在此基础上，提出"新农合"制度改进的具体思考，不断完善"新农合"制度，使"新农合"成为农民健康风险管理的有效手段。

第8章，主要结论、政策含义及未来的研究展望。概括本书的主要结论，并从"新农合"制度内和制度外两方面提出完善"新农合"制度的政策建议，以及提出本书的不足之处和未来的研究展望，为今后的研究提供一定参考。

1.3.3 研究思路

图 1.1 为本书的主要研究思路，结构关系依次为：绪论→综合分析框架构建→政策实施效果多层面比较分析→医疗服务可及性→医疗服务利用→满意度→健康风险管理的"新农合"制度改进→主要结论、政策含义及未来研究展望。依次对应的逻辑关系为：研究出发点→理论分析基础→政策实施效果定性分析→政策实施效果实证分析→制度完善→总结与展望（见图 1.1）。

1.4 研究方法与数据说明

1.4.1 研究方法

研究方法的严谨性不仅要体现在问题与方法运用的精确性和客观性上，还体现在对方法应用的深刻理解和适度把握上。因此，本研究将综合采用文献探讨与理论分析、问卷调查法与访谈、对比分析、实证分析与规范分析等方法，力图提高本书的研究水平。

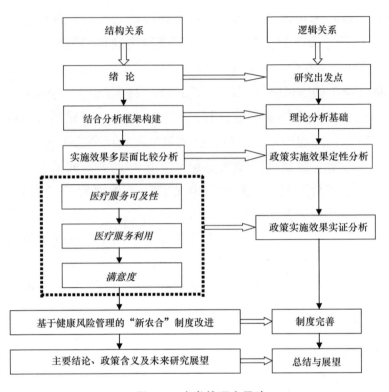

图 1.1　本书的研究思路

（1）文献探讨与理论分析法。

"新农合"政策实施效果评价综合分析框架是在文献探讨和理论分析的基础上形成的。具体表现为，从理论基础、研究问题的解决方法，各概念、维度、变量之间的理论逻辑关系，明确研究方向和研究定位，最终构建本书的政策效果评价综合分析框架。

（2）问卷调查与访谈法。

大样本问卷调查法是检验现有理论和对现实情况进行调查的常用方法，其优点在于一次调查中可以对研究所需的诸多变量予以考察和了解。本研究选取相关指标进行问卷设计以了解"新农合"的实际运行情况，以及农民对"新农合"的评价。考虑到各地区经济和社会保障制度发展的差异性，拟采用非随机立意抽样法，在大连市选取 3 个代表性地区作为抽样的母群体，然后再对这 3 个地区采用随机分层抽样法，在每个地区选取 1 个村的农民作为样本研究对象，在抽样的基础上，通过问卷调查详细了解"新农合"运行现状。为了解制度制定和执行部门人员对于制度运行情况的分析，本书还将列出访谈纲要对政策制定和执行部门的相关工作人员进行非结构式访谈。

（3）对比分析法。

本书结合健康风险管理理念，详细探讨"新农合"制度供给和农民需求间的差异，并在此基础上提出"新农合"制度改进思路，努力促使"新农合"制度成为农民健康风险管理的有效手段和健康保障机制。

（4）实证分析与规范分析法。

"新农合"政策实施效果评价是本书的重要内容。在调查问卷基础上，详细分析"新农合"与医疗服务可及性、医疗服务利用、满意度的关系，定量的实证方法是本研究所需的重要手段。此外，针对健康风险管理的"新农合"制度改进相关思考则属于规范分析范畴。

1.4.2　数据说明

为实现研究需要，本书数据来源主要有两个，特此作出解释说明。一是辽宁省统计局 2008 年调查数据；二是 2012 年大连市调查数据。2012 年调查数据是对 2008 年数据的有效补充，由于 2008 年辽宁省调查数据缺少本书所研究的医疗服务可及性相关内容，故于 2012 年特对其进行了补充调查。由于各自数据相应的优点，故本书的可及性分析主要依据大连市调查数据，而医疗服务利用分析则主要依据辽宁省调查数据。鉴于"新农合"统筹层次的不同，这样的处理分析也能够得出具有指导性的对策建议。但最终目的是围绕"新农合"政策实施成效做出客观的综合评价，以为完善"新农合"政策提供参考。

1.5　主要创新之处

本书主要创新之处有以下几方面。

一是构建"新农合"政策实施效果综合分析框架，丰富了"新农合"政策效果评价体系。基于"新农合"的改革目标和"新农合"的作用机理分析，按照"'新农合'→医疗服务可及性→医疗服务利用及平等性→农民满意度→制度改进"的逻辑关系具体构建"新农合"政策实施效果评价综合分析框架。该分析框架丰富了"新农合"政策效果评价体系，并利用相关调查数据，从农民需求视角多角度系统评价了"新农合"的政策实施效果，有利于发现"新农合"制度制定与制度执行中存在的问题，不断完善"新农合"制度。

二是具体明确了医疗服务可及性的含义和度量，延伸和深化了医疗服务可及性概念。医疗服务可及性评价是已有"新农合"研究的重点内容。但对可及性的研究仍以定性分析为主，定量分析尚不多见，与此同时对可及性的度量也仅限于客观评价，而客观评价的指标选取又常带有主观倾向，因此对可及性的具体度量仍需深化。本书尝试从农民的主观评价角度出发，用农民的"看病贵"和"看病难"主观感受分别度量医疗服务的"需方可及性"和"供方可及性"，"需方可及性"差的最直接结果就是造成农民的"看病贵"问题，"供方可及性"差的最直接结果就是造成农民的"看病难"问题。鉴于农民医疗服务可及性认知和个人主观感受密切相关，因此该度量方法不仅能深刻体现可及性程度的个体差异特征，同时也能深化对可及性的相关研究，如本书的可及性影响因素分析和可及性与医疗服务利用关系分析均具有一定的现实意义。

三是将健康风险管理理念引入"新农合"制度改进分析中，拓宽了健康风险管理理论的应用，也为"新农合"制度的改进提供了新思路。"新农合"作为农民的最重要的健康保障机制，已有研究过多强调的是农民所面对的健康经济风险，而对疾病预防研究仍很欠缺。健康风险管理理念不仅考察健康风险的应对，而且考察健康风险的识别与评估，因此是对农民健康风险的全面审视。本书结合健康风险管理过程，详尽考察制度供给和制度需求间的差异，据此提出"新农合"制度改进的相关思考，不仅深化了健康风险管理理论在"新农合"制度中的应用，提出将疾病预防工作融入"新农合"制度改革中的思考，也为中国"新农合"制度的改革提供了新思路。

四是"新农合"的福利认同分析，进一步丰富了满意度评价维度。已有研究主要分别从农民主观评价和参合意愿两个角度进行单独分析，本研究不仅结合这两个角度进行了综合研究，而且进一步引入福利认同概念，将"新农合"视为农民福利的一部分，进而从福利经济学视角拓展和深化了满意度评价维度，不仅丰富了满意度评价体系，也能从多维度视角分析农民的满意度状况及其影响因素，为进一步提高农民的满意度提供参考。

"新农合" 政策实施效果评价综合
分析框架

政策效果评价综合分析框架是本书的理论和逻辑安排基础。鉴于"新农合"政策实施效果的多样性，需要明确界定本书的逻辑起点和研究范围，构建综合的分析框架具体评价政策实施效果。首先梳理政策效果评价及改进理论，为综合分析框架提供理论支撑。然后具体分析各子维度中"新农合"的作用机理，初步确定综合分析框架的逻辑思路。最后明确各维度的研究内容，将各子维度内容具体化，构建明确的"新农合"政策实施效果评价的综合分析框架。

2.1　综合分析框架总体构建的理论基础

本章为构建总体的政策效果评价综合分析框架提供了理论支撑。回答应该从哪些方面评价"新农合"政策实施效果和如何改进的问题。

2.1.1　实施效果及制度改进含义界定

对于评价"新农合"政策效果而言，主要包括制度自身评价以及制度实施效果评价两大部分。制度自身的优良与制度具体实施共同决定了"新农合"政策的总体实施效果。为从多角度分析"新农合"制度及实施情况，首先分析"新农合"政策实施的效果，利用不同角度评价"新农合"的实施成效，然后结合相关理论对"新农合"制度自身加以改进。对实施效果的分析过程中，内容也包括对制度本身的评价，如满意度分析既包括实施效果也包括制度层面。这种划分只是更加突出"新农合"实施成效与制度差异，二者并没有绝对的差异。与此同时，对制度本身的再深入分析更是对增强"新农合"总体实施效果的关键，制度自身的改进能够扩大"新农合"实施的整体效果。从这个角度讲，政策实施为政策改进提供了必要铺垫，而政策改进又是对政策实施的升华。

但鉴于"新农合"实施效果含义的多样性，包括"新农合"管理体制的绩效分析和基金收缴与支付绩效分析等多个方面，因此有必要界定在本书中的具体含义。为更好地从农民需求角度考察"新农合"的政策实施效果，结合"新农合"政策的目标，将依次选取医疗服务可及性缓解情况（用"看病贵"和"看病难"主观感受表示）、医疗服务利用情况、满意度情况三个评价维度。选取这三个维度的主要依据不仅是能从农民需求角度深刻反映"新农合"政策实施效果，而且三者之间存在逻辑关系，便于本书整体分析框架的构建。具体而言，"新农合"政策的最直接目标是缓解农民"看病贵"和"看病难"问题，因此对农民"看病贵"和"看病难"问题的缓解正是"新农合"政策效果的真实反映。此外，笔者发现"看病贵"和"看病难"正是医疗服务可及性的不同侧面，也是对可及性从主观角度度量的有益尝试。依此为逻辑出发点，进一步考察"新农合"对医疗服务利用的影响，因为"新农合"对医疗服务可及性的影响必然对农民的医疗服务利用产生积极作用，而促进农民的医疗服务利用效率也是"新农合"政策的目标之一。在考察完以上两个维度之后，有必要继续从农民需求视角对"新农合"满意度进行综合分析。本书的"新农合"实施效果含义是结合农民需求视角，"新农合"政策目标以及逻辑结构安排的要求是具体界定。

此外，制度改进的含义包括的内容也较广泛。由于"新农合"制度本身包括的层面较多，如缴费机制和支付机制等，面面俱到的制度改进不宜得出具有针对性的结论。因此，将"新农合"的制度改进限定在健康风险管理理念的范围内，即用健康风险管理的理念对"新农合"制度加以改进与完善，不断促进"新农合"制度本身的健康发展。之所以选取健康风险管理视角，主要依据"新农合"的最终目标，即努力使"新农合"制度成为农民的健康保障机制，不断促进农民健康水平的提高。健康风险管理的许多理念有助于"新农合"成为健康保障机制的实现，与此同时按照健康风险管理过程和供需差异视角能够为完善"新农合"制度提供充分的现实依据,使得制度改进的依据更扎实。

2.1.2 "新农合"效果评价理论基础

(1) 公共政策分析基本理论。

公共政策是政府依据特定时期的目标,通过对社会中各种利益进行选择与整合,在追求有效增进效率与公平分配的过程中所制定的行为准则(陈庆云,2012)[①]。"新农合"制度是政府以减轻农民负担,提高健康水平为目标的利益的再分配,因此,"新农合"制度属于公共政策,故应用公共政策分析理论具体评价"新农合"政策实施的成效。

公共政策分析的基本框架是公共政策问题的构建、公共政策问题的制定与通过、公共政策内容的实施、公共政策效果的评价。公共政策分析的四个过程紧密联系,公共政策问题的构建是公共政策过程的逻辑起点,但并非终点。公共政策效果评价也并非终点,公共政策效果评价是为更好地解决公共政策问题。由此可见,这四个过程存在明显的反馈机制。不仅如此,这四个过程内部也存在着类似的反馈机制,不论是政策提出还是制定与执行,均存在多方参与的协调机制,只有各方积极参与反馈与互动,各个过程才能够更好地执行。

公共政策效果评价是公共政策过程的关键一环。公共政策评价就是对公共政策实施效果所进行的研究。只有通过科学的政策评价,人们才能判定一项政策是否达到了预期目标,并由此决定该项政策应该延续、调整,还是终止;只有通过政策评价,人们才会对公共政策进行全面的考察和分析,总结经验和教训,为以后的政策制定与执行奠定良好的基础。

确定公共政策评价标准是公共政策分析的首要任务。林永波等(1982)[②] 将标准大致分为 8 个方面:①投入工作量。在政策执行过程中所投入的各种资源的质与量以及分配状况。②绩效。依据具体明确的目标,公共政策对客观事物与环境所造成的实际影响,绩效既包括政策推动的结果,又包含民众心中认定的满意程度。③效率。即投入工作量与绩效之间的一种比例关系。④充分性。即满足人们需要、价值或机会的有效程度,

---

① 陈庆云. 公共政策分析(第二版)[M]. 北京:北京大学出版社,2012:10.

② 林永波,张世贤. 公共政策 [M]. 台北:五南图书出版公司,1982:500-519.

它反映了绩效的高低。⑤公平性。即公共政策所投入的工作量以及产生的绩效在社会不同群体间公平分配的程度。⑥适当性。即公共政策目标和所表现出的价值偏好，以及所依据的假设是否合适。具体地说，公共政策追求的目标是否是社会期望的，公共政策的成本与收益分配是否公平、公正。⑦执行力。即探求影响公共政策失败的原因，进而进行因果模型的构建。⑧社会发展总指标。即对社会状态与发展的数量进行描述与分析，既反映过去的动向，又可作为社会现状的说明，其特征是以描述性指标为主。

作为"新农合"改革效果的政策检验，所选取的政策评价指标应用上述标准为参考，结合"新农合"改革的目标，设定具体的评价标准。鉴于"新农合"改革的目标是减轻农民医疗负担（绩效标准），提高医疗服务可及性（绩效标准），促进农民的医疗服务利用效率（绩效标准），降低农民医疗服务利用不平等现状（公平性标准），提高农民的满意度（绩效标准），可见"新农合"改革的政策评价可以用绩效标准和公平性标准来度量。

（2）公共政策评价方法。

公共政策评价的基本方法有四种：简单"前后"对比分析、"投射—实施后"对比分析、"有无对比分析"、"控制对象—实验对象"对比分析。其中，"有无对比分析"和"控制对象—实验对象"对比分析是比较常用的分析方法。"有无对比分析"排除了非公共政策因素的作用，能够较精确测度出一项公共政策的效果，是测量公共政策净影响效应的主要方法，在计量经济学中常被称为"双重差分模型"。但由于本文的数据仅有一期，不能采用此种方法，而采取了"控制对象—实验对象"对比分析法。

在运用这种评价设计时，评价者将公共政策执行前同一评价对象分为两组，一组为实验组，即对其施加公共政策影响的组；另一组为控制组，即不对其施加公共政策影响的组。然后比较两组在公共政策执行后的情况，以确定公共政策的效果。A 和 B 在执行前是同一的，A 为实验对象的情况，B 为控制对象的情况。图 2.1 中，A_1 和 B_1 分别是实验前实验组和控制组的情况；A_2 和 B_2 为实验后实验组和控制组的情况，（$A_2 - B_2$）便是公共政策的效果。在考察"新农合"对医疗服务可及性以及医疗服务利用的影响时，均采用此方法。将"参合农民"设置为实验组，"未参合农民"为控制组，通过设置虚拟变量的方法，求得"新农合"改革的政策效果。在这里需要注意的是，现实中"同一条件"经常不被满足，通常需要采用匹配的办法进行处理，但这种办法一般应用于处理组被试数量较少、控制组样本数量较多的条件下。本书将"未参合农民"视为控制组，由于"新农合"的参与率较高，导致控制组样本数量较少，匹配的效果并不好，因此并未采用匹配的办法进行处理。

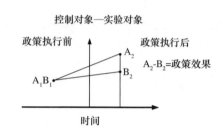

图 2.1   "控制对象—实验对象"对比分析

本书将利用公共政策分析的基本理论和方法具体评价"新农合"政策实施效果，试图发掘"新农合"发展中存在的问题，不断完善"新农合"制度。

2.1.3   "新农合"制度改进理论基础

在评价"新农合"政策实施效果之后，为从农民需求视角对"新农合"制度加以改进，并引入健康风险管理的概念，拟用健康风险管理的理念完善"新农合"制度，促使"新农合"成为农民健康风险管理的主要手段。通过在"新农合"实施效果评价基础上的深化分析，以期从制度改进角度完善"新农合"制度。

（1）健康风险管理的含义。

世界卫生组织将健康定义为"不仅仅是没有疾病或体质强健，而是生理和心理的健康，以及社会的福祉和完美状态"（WHO，1946）。近年来人们不断深化对健康的理解，诺贝尔经济学获得者阿玛蒂亚·森将健康的含义推到了新的高度。森认为，健康应被看做一种重要的人类"可行能力"（capability）以及"一种基本的自由"。并进一步指出，长寿和健康才是人类发展的首要目标之一,而经济增长只是发展的手段之一。这种观点显然意味着,经济学应该回归其最初的关注,即人类福祉,而非为了发展而发展。一方面,健康具有深刻的内在价值,即健康是一种重要的可行能力和人类生存的基础,因此健康是人类发展的首要目标之一,避免疾病和死亡更是最重要的自由之一。与此同时,健康又具有强大的工具性价值,它对人类发展的其他维度产生重要影响,如经济增长、增加个人收入、提高劳动生产率、增加受教育机会等。另一方面,健康水平又受到其他多种因素的影响,如经济发展水平、环境质量、教育水平、公共治理等,都可能直接或间接地影响健康状况。

所谓风险是指某一特定危险情况发生的可能性和后果的组合。风险的最大特点是不确定性,即是否发生的不确定性,以及发生结果损失大小的不确定性。因此,健康风险就可以定义为疾病损失的不确定性,包括是否生病、生病时所带来的生理和心理上的痛苦、治疗疾病所需要的费用及收入减少等方面。健康风险的大小来源于自身或医生的判断。另外,不同的人面临的健康风险也有所不同,如健康状况较佳者面临的健康风险较小,工作环境比较恶劣的人群患病概率更大,而贫困阶层面临的最大健康风险则是患病后不能得到有效治疗。

为更好地理解健康风险管理含义,王翌秋(2012)[1]按照风险管理理论,将健康风险管理的过程分为三个步骤:风险识别、风险评估及风险应对。

风险管理的第一步是风险识别,这是风险管理的基础。风险识别的主要任务是从现实世界中甄别出个体可能面临的主要风险,人们只有正确认识自身面临的风险才能主动选择恰当的手段进行处理。对于健康风险而言,居民主要依靠对自身健康状况的感受或医生的诊断来识别健康风险的大小,并根据疾病所需费用或自身经济状况来识别健康经济风险的大小,因此公共政策制定者需要识别居民疾病的经济风险和风险在人群中的分布,以及风险主要表现在哪一类特征人群、哪一层次和哪类服务上。

风险管理的第二步是风险评估,风险评估是在风险识别的基础上,定

---

[1] 王翌秋. 农户的健康风险与健康风险管理 [J]. 台湾农业探索,2012,(2): 58 – 62.

性或定量分析可能发生事故的危险性，评估系统发生危险的可能性以及严重程度，其目的是降低事故发生率、减少损失，以达到最优的安全投资收益。

风险管理的第三步是风险应对，风险应对是在风险识别和风险评估的基础上，为避免风险事件的发生或降低损失而采取的应对措施。对于健康风险而言，风险应对主要包括采取各种措施以预防危害健康事件的发生，以及缓和、消除健康事件发生后所带来的影响。需要注意的是风险应对包括两部分：预防措施和治疗措施。健康风险应对不仅仅包括健康风险发生后相应的处理措施，也应该包括风险发生前为降低其发生概率并减少其损失的预防策略。从目前的研究现状看，多数研究主要针对健康的经济风险，即是否有足够的经济基础来应对健康风险的发生，具体考察当疾病发生时农民的应对策略。

"新农合"作为一种健康保险形式，其主要目的是分散疾病风险以提高农民的健康水平。健康风险管理正是国外发达国家提高农民健康水平、降低医疗费用的创新管理，即"健康保障 + 健康风险管理"。该种管理模式可以使得被保险人充分了解自身健康水平，并接受有针对性的健康风险管理，以达到降低疾病发生、控制医疗费用过快上涨的目的。由此可见，健康风险管理的侧重点是先期的疾病预防措施。那么，中国实行的"新农合"制度能否借鉴健康风险管理的有益思想，以达到提高农民健康水平的目的？"新农合"制度同健康风险管理机制的差距在哪里？如何更好地引入健康风险管理理念使"新农合"成为农民的健康管理主要手段？这些思考正是本书所关心的。下面具体阐述健康风险管理的意义，为健康风险管理视角的引入提供必要的理论基础。

（2）健康风险管理的意义。

首先介绍美国健康风险管理的主要经验和健康风险管理的必要性，进而阐述"新农合"实行健康风险管理的重要意义。

20世纪90年代，美国健康保险的经营模式实现了由传统的费用报销型到管理式医疗，再到目前的健康风险管理转型。管理式医疗的兴起具有重要意义，由于传统的报销型模式导致医疗费用大幅增长，保险人为了摆脱费用过快增长导致保费及赔付率升高这一恶性循环，管理式医疗应运而生，于20世纪80年代发展并逐渐完善起来。"管理式医疗"的做法是对费用发生的过程实施主动、积极的干预，能有效地控制费用的增长。管理式医疗的理念是采取积极、主动的干预医疗行为，以达到降低医疗费用的目的。管理式医疗的核心是保险人参与医疗服务提供者的管理，通过按人头包干医疗费用预付制以及指定医疗服务提供者的机制，使医疗服务提供者在与保险人共享经营利益的同时，也承担医疗保险经营的风险。管理式医疗随着实践的进行，其内容也在不断地丰富。管理式医疗内容主要包括医疗方案审查制、手术方案、缩短住院天数、对大额疾病发生率较高的医院实行重点监控、严格转诊制度、实行家庭医生制度几个方面（蓝宇曦，2005）[①]。

然而，随着人均预期寿命的延长以及各类慢性病增加导致医疗费用一直持续攀升。控制医疗费用过快上涨的同时如何保证个人有效健康需求的目标，极大地推动了管理式医疗向健康风险管理的转型。健康风险管理强调以消费者为主导，核心是将以前由保险人和雇主决定雇员的健康保障计划转变为由雇主根据自身实际需求和意愿组合自己的保障计划，并通过专业的疾病评估风险让客户充分了解自身的健康风险情况，然后接受有针对性的健康风险管理，最终达到降低疾病发生率、控制医疗费用的目的（汤子欧，2012）[②]。由此可见，健康风险管理更加侧重于早期的疾病预防与干预，而非后期的疾病治疗措施。

健康风险管理公司在健康风险管理中作用突出。健康风险管理公司作为独立的第三方，通过专业的健康风险管理对人群的健康状况、生活方式和居住环境进行评估，为人群提供有针对性的健康指导并实施干预。美国密执安大学健康管理研究中心经过二十多年的相关研究所得到的结论是：90%的个人和企业通过健康风险管理，医疗费用可下降到原来的10%，10%的个人或企业未作健康风险管理，医疗费用则比原来上升90%。有7700万的美国人在大约650个健康风险管理组织中享受医疗服务，这意味着每10个美国人就有7个享有健康风险管理服务（汤子欧，2012）[③]。健康风险管理公司由于客观中立的服务甄别、科学主动的健康促进、及时有效

---

① 蓝宇曦. 引入管理式医疗保险的制度性障碍探讨 [J]. 保险研究，2005，(4)：68–69.
②③ 汤子欧. 健康风险管理是健康保险良性发展的根本（上）[N]. 中国保险报，2012–8–30 (5).

的利用管理等因素，在美国发展非常迅猛（汤子欧，2011）①，并在预知风险因素、降低慢性病发病率及其并发症发病率、控制医疗费用过快增长以及道德风险等方面同样发挥了重要的作用。

"新农合"作为中国农民基本的健康保障制度，其政策侧重点仍是后期的疾病治疗，提高患者的医疗可及性，让患者尽可能接受治疗。这仅仅属于健康风险应对的疾病后期经济应对措施，风险预防措施亟待完善。通过国外健康风险管理的有益经验可知，"新农合"作为保险的一种形式，必须将注重疾病治疗向疾病预防转变，因为实践经验已经说明有效的预防不仅能减少农民自身的经济负担，更能缓解医疗费用的过快上涨，减少"新农合"基金的支付压力，并进一步有能力促进健康保障水平的提高，健康水平的提高又会进一步增强"新农合"基金的保障能力，进而形成"新农合"和健康水平之间的良性互动。可见，疾病预防是未来"新农合"制度可持续发展的有效突破口，也是其可持续发展的关键。

通过以上健康风险管理的含义及其意义的分析，深刻反映出健康风险管理理念的必要性和重要意义，将"新农合"制度与健康风险管理理念有效结合，为深化"新农合"制度的改进提供了新思路。

2.2　综合分析框架的子维度理论分析

2.2.1　"新农合"对医疗服务可及性影响机制分析

医疗服务可及性包括供方可及性和需方可及性。医疗保障制度最主要的和直接的作用是通过减少农民自付支出，提高医疗服务的经济可及性，也就是需方可及性。而"新农合"的相关制度设定还会对供方可及性产生间接影响，调整医疗服务资源的再分配，进而解决居民看病难的问题。首先分析"新农合"对农村居民的经济可及性影响机制②（见图2.2）。

---

① 汤子欧. 健康风险管理公司对我国健康保险发展的影响（二）[N]. 中国保险报，2011－11－8（6）.

② 谢小平，王从从，魏强等. 基本医疗卫生制度对居民基本医疗服务可及性和利用的影响：基于甘肃的个案研究 [J]. 中国卫生经济，2010，(3)：23－25.

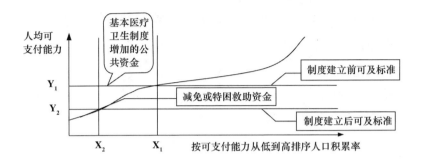

图2.2 "新农合"对医疗服务经济可及性的影响分析

图2.2中，Y_1 和 Y_2 分别是"新农合"制度前后的可及性标准；曲线代表着农民的支付能力集中程度。在曲线和可及性标准以下说明没有达到可及性标准，这部分民众的经济可及性较差。如图所示，在"新农合"实施前，共有 X_1 的人没有达到可及性标准，而当引入"新农合"制度后，由于"新农合"的补偿机制降低了农民的自付费用，因而能间接提高部分农民的收入，减轻医疗负担，进而降低可及性标准，此时仍有 X_2 的农民没有达到可及性标准，这就需要医疗救助或对贫困群体的费用减免机制实现。

不过需要注意的是分析的前提是"新农合"制度并没有引起其他条件的改变，即在医疗费用一定的前提下，"新农合"降低了自付费用，提高了医疗服务的经济可及性。一旦"新农合"制度引起了医疗服务价格的上涨，造成费用上升或者导致医院和医生等医疗机构供方供给行为的变化，"新农合"对医疗服务的经济可及性还有待考察。

"新农合"对医疗服务供方可及性的影响机制可以理解为"新农合"对医疗服务资源转移过程中的作用机制。

第一，"新农合"的引入能够促进卫生资源在城乡之间的再分配。卫生资源在一定时期是固定的，在没有"新农合"制度前，城市医疗机构由于技术优势及其垄断地位，不断强化其竞争优势，导致卫生资源不断地集中。最直接的表现是城市医疗机构的收益远高于农村医疗机构，从而不断强化了卫生资源向城市集中。"新农合"制度实施后，通过"新农合"内在制度的设定，提高了农民的医疗服务可及性，不断引导农民向基层卫生机构分流，这样的机制设计导致基层的医疗机构收入增加，使得他们更加容易买进新设备和留住人才，提高了医疗服务的供方可及性。不断优化基层卫生机构的卫生服务资源，最终的均衡状态是城乡卫生医疗服务机构的收益相等。加上政府的积极引导，以及加大对农村卫生服务的投入，卫生资源的再分配趋向于更为合理。这说明，通过"新农合"制度的内在设定，在解决"看病难"问题的同时，农村居民"看病贵"的问题也可以逐步解决，"看病贵"和"看病难"两个问题，在解决办法上可以实现互补。笔者认为"新农合"制度首先应解决"看病贵"问题，然后通过其内在设定和外部因素如政府的积极介入，逐步解决"看病难"问题，从而进一步缓解"看病贵"，以实现良性互动。

第二，"新农合"筹资机制的改善能够影响其参与率。目前，"新农合"制度采取农民自愿参与、政府补助的筹资模式，加大政府责任对其参与率将有显著影响。参与率的不断提高不仅能够扩大"新农合"的风险基金，也必然能够提高农民的医疗服务利用率，提高医疗服务的可及性。

第三，"新农合"的补偿模式和补偿比例对合理引导卫生资源的利用同样有着重要意义。我国"新农合"的补偿模式主要有四种："住院加门诊大病""住院补偿""住院加门诊统筹""住院加家庭账户"。补偿比例主要是向基层卫生机构倾斜，县级医院补偿比例最低，村级和乡级补偿比例较高。这些制度的设定对引导卫生资源的转移起着不一样的作用。从补偿模式看，如果对住院和门诊都进行补偿，显然对农民的收益最大，如果没有起付线和封顶线，那么这种补偿模式显然更受欢迎。补偿比例向基层卫生机构的倾斜，目的是促进卫生资源向基层机构流动，当然这种制度设定是否能达到目的，还需要政府外部环境的支持。加大对基层卫生机构的扶持，让农民能够在基层得到基本的卫生服务，满足基本的医疗需求，这样将不仅能解决农民"看病贵"的问题，也会逐步解决农民"看病难"的问题。

可见，"新农合"对医疗服务可及性的影响机制比较复杂。首先，从城乡总体层面考察，完善"新农合"制度设计和加强政府的财政支持力度，能够促进医疗卫生资源向农村转移，提高农村居民医疗服务的可及性。其次，"新农合"内在的制度设定，能够引导医疗卫生资源不断向基层卫生机构流动，合理配置农村卫生资源，逐步解决"看病难"问题。在基层卫生机构不断完善和发展的过程中，医疗卫生资源的效益显著增加，资源紧张的局面逐渐缓解，这也为进一步缓解"看病贵"问题奠定了基础，并最终实现城乡卫生资源配置的均衡。

2.2.2 "新农合"对医疗服务利用影响机制分析

"新农合"制度主要是通过改变医疗服务价格对消费者的医疗服务需求产生影响。它会对消费者产生医疗服务的需要、利用医疗服务的动机、选择医疗服务提供者和内容，以及最终医疗服务利用的实现起到积极的作用。具体表现为："新农合"通过降低医疗服务价格，改变消费者的健康观念，使其产生更多的医疗服务需求和接受相应医疗服务的动机。同时，"新农合"制度的设定也会引导消费者选择医疗服务提供者和相应的医疗服务内容。最后，在医疗服务供给者和患者间的相互作用下实现医疗服务的最终利用。

另外，"新农合"的具体制度设定也会对医疗服务利用产生重要影响。比如针对需方道德风险而设定的起付线和封顶线。起付线越高，封顶线越低，自付比例越高，越不利于农民对医疗服务的利用。极端情况下，如果没有起付线和封顶线，自付比例较低，需方的道德风险可能就会越严重。同样，针对供方道德风险而设定的后付制支付方式，在医疗服务领域存在严重信息不对称的情况下，医疗服务供给方可能会诱导需求，增加不必要的医疗服务数量。如果采取预付制支付形式，供方道德风险可能会小一些。当然，为了更好地控制供方的道德风险，政府的严格监管也不可或缺。

因此，"新农合"可以通过制度的内在设定，对农民的医疗服务利用产生积极影响，也可能由于制度设计的不合理，对农民的医疗服务利用产生不利影响。"新农合"制度通过改变消费者偏好和预算约束，引导农民产生接受更多医疗服务的动机，最终实现对医疗服务的利用。但是，要想提高农民的医疗服务利用，不能仅仅依靠制度本身，外部环境如政府的积极作用同样不可或缺。

2.2.3 医疗服务可及性和医疗服务利用关系

医疗服务可及性分为供方可及性和需方可及性。总体而言，医疗服务的可及性越好，医疗服务利用的可能性就越高。基于我国医疗服务利用的特殊性，有必要对可及性进行分解并细化。用"看病贵"表示需方可及性；"看病难"表示供方可及性，这样做的好处是便于分辨"看病贵"和"看病难"这两个主观指标是如何影响农民医疗服务利用的。根据政策逻辑，"新农合"的出发点是解决农民"看病贵"问题，因此"看病贵"应该是医疗服务利用的最重要影响因素。但是"看病难"的问题也不容忽视，"新农合"通过解决"看病贵"的问题，合理引导资源分配，对缓解"看病难"有积极影响；反过来，"看病难"问题的有效解决又很大程度上缓解了"看病贵"问题。因此，医疗服务可及性和医疗服务利用之间的逻辑关系是"新农合"→缓解了农民"看病贵"问题→促进了卫生资源的合理分配→缓解了农民"看病难"→又进一步缓解了"看病贵"问题→最终促进农民医疗服务利用效率。

2.2.4 "新农合"与健康需求关系

健康需求理论详细分析了影响居民健康的因素，其中医疗服务是影响居民健康的重要因素，从而构架其"新农合"与居民健康需求的逻辑关系。

（1）Grossman 模型简介。

格罗斯曼（Grossman，1972）[1] 是研究个体健康需求的奠基性文献，主要贡献是从人力资本的角度分别构建了健康需求和健康投资需求模型，因此也被称为健康需求的人力资本模型。该模型首次将健康资本的概念模型化，考察了年龄、工资率及教育水平等因素的健康需求和对健康投资需求的影响。另外，该模型区分了健康需求和健康投资需求两个概念，为研究选择健康的决定和医疗支出的决定提供了基本的分析框架。

Grossman 指出了健康资本和其他人力资本的区别，主要有三点：一是健康资本决定可以用于生产和消费的时间，而其他人力资本主要决定劳动生产率。二是人们出于对健康的需求导致对健康投资的需求，医疗服务是对健康的投入之一，因此医疗服务是一种引致需求。人们自出生开始就有一定的健康资本，但随着年龄的增加，健康资本会不断折旧，人们权衡健

---

① Grossman, M., 1972, "On the Concept of Health Capital and the Demand for Health", *Journal of Political Economy*, Vol. 80, No. 2, pp. 223 – 255.

康资本存量，考虑其成本—收益关系，进而对健康资本存量进行投资。三是教育程度能够提高健康投入要素的产出效率，降低健康投资的边际成本。但是健康资本是由家庭生产函数决定，教育只是该生产函数中的一个外生变量。具体的模型构建阐述如下。

设一个代表性个体的跨期效用函数为：

$$U = U(\phi_0 H_0, \cdots, \phi_i H_i, \cdots, \phi_n H_n; Z_0, \cdots, Z_i, \cdots, Z_n) \tag{2.1}$$

其中，H_i 为第 i 期的健康资本存量；$\phi_i H_i$ 为由健康资本带来的服务，可以理解为代表性个体处于健康状态的时间，为简化说明，以下用 h_i 代表 $\phi_i H_i$；Z_i 代表其余的消费品；H_0 是代表性个体的初始健康状态，为外生给定，以后各期的健康资本存量取决于健康资本的折旧和投资水平。

当寿命结束时，健康资本为一个最低水平，故个体寿命也可以选择。健康资本的积累方程为：

$$H_{i+1} - H_i = I_i - \delta_i H_i \tag{2.2}$$

其中，I_i 为第 i 期的健康投资水平；δ_i 为健康资本的折旧率，其主要影响因素是年龄。

I_i 和 Z_i 分别由以下方程所决定：

$$I_i = I_i(M_i, TH_i; E_i) \tag{2.3}$$

$$Z_i = Z_i(X_i, T_i; E_i) \tag{2.4}$$

其中，M_i 为相应的医疗服务；X_i 为用于生产其他消费品的投入品；TH_i 和 T_i 分别表示健康投入时间和其他消费品投入时间变量；E_i 表示受教育程度。

需要注意的是，健康投资除了医疗服务外，还有住房、食物、运动、抽烟、喝酒等，这里主要强调了对健康投资影响最大的医疗服务。代表性个体面临的约束条件有两个，式（2.5）为财富约束条件，式（2.6）为时间约束条件。

$$\sum \frac{P_i M_i + V_i X_i}{(1+r)^i} = \sum \frac{W_i TW_i}{(1+r)^i} + A_0 \tag{2.5}$$

$$TW_i + TL_i + TH_i + T_i = \Omega \tag{2.6}$$

其中，P_i 和 Q_i 表示价格；W_i 表示工资率；A_0 表示初始财富；TW_i 表示劳动力市场工作时间；TL_i 表示健康状态不良的时间；Ω 为总时间。

进一步将式（2.6）替代式（2.5）使其中的工作时间得到约束条件

式（2.7）为：

$$\sum \frac{P_i M_i + V_i X_i + W_i(TL_i + TH_i + T_i)}{(1+r)^i} = \sum \frac{W_i \Omega}{(1+r)^i} + A_0 \quad (2.7)$$

在式（2.2）、式（2.3）和式（2.7）的约束条件下，最优化式（2.1），以求得每一期的最优健康资本存量和其他消费水平。最优状态的一阶条件的含义是第 i 期健康投资的边际成本等于边际收益的现值，可以用下面的等式表示：

$$G_i \left[W_i + \left(\frac{Uh_i}{\lambda} \right) (1+r)^i \right] = \pi_{i-1}(r+\delta_i) \quad (2.8)$$

其中，$G_i = \partial h_i / \partial H_i$ 为健康资本的边际产出，也就是健康的时间；$Uh_i = \partial U / \partial h_i$ 为健康时间的边际效用；Uh_i / λ 为以货币度量的健康时间的边际效应，除数是财富的影子价格；π_{i-1} 为健康投资的边际成本。

式（2.8）左边即第 i 期健康资本的边际产出，用工资率和健康边际效用的货币等价将这个边际产出转换成价值数量。右边是健康资本的租用价格或使用者成本，相当于持有一单位的健康资本在一期中的成本。进一步可将式（2.8）分成两部分：$\gamma_i = (W_i G_i) / \pi_{i-1}$ 为健康作为投资品的回报率，用市场工资率表示；$a_i \dfrac{(Uh_i / \lambda)(1+r)^i G_i}{\pi_{i-1}}$ 为健康作为消费品的边际回报率。

在均衡时，健康投资额货币边际回报率等于健康投资的价格，即有 $\gamma_i + a_i = r + \delta_i$。

进一步论述该模型的基本思想，按照人力资本理论，对健康的需求主要有两方面：一方面是健康作为消费品，直接影响人们的效用，良好的健康带来效应的增加，而疾病则会带来效应的损失；另一方面是健康作为投资品，健康资本的增加可以有更多的时间，从而更有利于参与市场活动和非市场活动，带来收入的增加，进而带来效应的增加。Grossman 通过设定个体的跨期效应函数，效用函数受到健康时间以及其他消费品的影响。健康时间由健康资本存量和调节系数决定，当健康资本存量达到最低值时，寿命终结，因此寿命也是人们可以选择的。因为人们可以选择最优的资本存量水平，这要求人们对健康资本进行投资。而健康资本的积累主要受医疗服务、时间投入以及教育等因素的影响。在构建效用函数的基础上，通过个体面临的财务约束和时间约束条件，求解出最优资本存量值。此时，健康资本的边际产出与健康资本的租用价格或使用成本相等，或者是健康作为投资品的回报率与健康作为消费品的回报率相等。在均衡时，健康投资的货币边际回报率等于健康投资的价格。

（2）纯投资模型和纯消费模型简介。

Grossman区分了纯投资模型和纯消费模型。一般而言，健康投资需求和健康消费需求是同时存在的，但是为了简化分析，故将二者分开单独讨论，更能得到一些有意义的结论。纯投资模型和纯消费模型的区别是，在纯投资模型中，健康状况不直接进入效用函数，而是通过影响收入产生作用，此时的均衡条件变成 $\frac{G_i W_i}{\pi_{i-1}} = (r + \delta_i)$；而纯消费模型中，健康作为消费品，健康状况直接进入效用函数，此时并不考虑健康的边际货币收益，此时的均衡条件变成 $\frac{Uh_i G_i}{\lambda} = \frac{\pi(r + \delta_i)}{(1+r)^i}$。

在纯投资模型和纯消费模型的理论推导下，Grossman分别得到了对健康需求和健康投资需求的预测。

第一，纯投资模型的健康需求和健康投资需求预测如下。

首先，关于年龄对健康需求和健康投资需求的影响。当其他条件不变时，年龄越大，健康资本的折旧率增加，持有单位健康资本的成本就越高，因此对健康的需求就越小。但是当需求缺乏弹性时（一般而言，需求弹性是小于1的），对健康资本供给的减少超过了对健康需求的减少，因此人们对健康的投资需求会增加。

其次，工资率对健康需求和健康投资需求的影响。工资率提高，对健康的需求会增加。工资率与健康投资成正比，但是工资率对一定数量的医疗支出产生的健康投资数量并没有影响，所以医疗支出随工资率的增加而增加。另外，在健康投资中，医疗支出和治疗时间可以相互替代，当工资率较高时，人们便有激励用医疗支出代替更昂贵的时间，从而使医疗支出随工资率的增加而增加。

最后，教育对健康需求和健康投资需求的影响。教育水平的提高能够提高各投入品的产出效率，即教育降低了健康投资的边际成本，因此教育程度的提高增加了健康投资的边际回报率，也就增加了人们的健康投资需求。当需求弹性小于1时，受教育程度更高的人有更高的健康需求，但对健康支出的需求减少，这是由于健康投入的效率增加大于健康需求的增加，因而在其他条件不变的情况下，对医疗支出的需求减少。

第二，纯消费模型的健康需求和健康投资需求预测如下。

首先，年龄对健康需求和健康投资需求的影响。由于健康折旧随年龄增大而增大，因此健康需求随年龄的提高而减少。当健康的跨期替代弹性小于1时，对医疗支出的需求就会增加。

其次，工资率对健康需求和健康投资需求的影响。在工资率和健康投资的边际成本不变时，财富增加导致对健康需求的增加，但是这种影响并不确定。工资率上升导致健康投资的成本提高，也导致其他消费品的边际成本提高。如果健康的生产相对于其他消费品花费更多的时间，那么工资率上升将导致对健康的需求下降；反之，健康需求则会上升。

最后，教育对健康需求和健康投资需求的影响。教育会产生财富效应和替代效应，财富效应会提高健康需求，如果教育对提高健康产出的效率高于对其他消费品的产出效率，那么教育程度提高就会增加健康需求。如果教育的变化效果是中性的，而财富的健康需求弹性小于1，那么医疗支出与教育增加成反比。

由于投资模型所得到的结论更具体，因此在实证分析中更偏重于纯投资模型。

Grossman模型有两个修订，一个是在确定性的条件下，从新的角度解释教育、财富等对健康的影响；另一个是引入不确定性，弥补了Grossman模型的缺陷。主要代表性研究是Muurinen模型和Dardanoni and Wagstaff（1987）[1] 与Seldlen（1993）[2] 的研究。Muurinen模型将纯投资模型和纯消费模型结合起来，强调三种资本（教育资本、财富效用、人力资本）为人们的效应带来服务流，以及三种资本之间的可替代性。这个模型很好地解释了"健康梯度"问题，比如体力劳动者的健康更差，且随年龄下降的速

① Dardanoni V., A. Wagstaff, 1987, "Uncertainty, Inequalities in Health and the Demand for Health", *Journal of Health Economics*, No. 6, pp. 283 - 396.

② Selden T. M., 1993, "Uncertainty and Health Care Spending by The Poor: The Health Capital Model Revisited", *Journal of Health Economics*, No. 12, pp. 109 - 115.

度更快。然而，由于不确定性本身难以确定，所以仍然需要不断的实证检验。

"新农合"制度作为农民健康的重要保障，可以通过降低医疗服务价格，提高医疗服务可及性，进而促进健康投资，增加健康资本。

2.2.5 综合分析框架子维度的逻辑关系

基于以上"新农合"与医疗服务可及性、医疗服务利用、农民健康需求的关系分析，确立了"新农合"政策效果评价及改进的逻辑关系，为"新农合"政策实施效果评价综合分析框架的构建提供了逻辑支撑。

通过推论，不难得出"新农合"的有效实施能够发挥"新农合"基金池的作用，对缓解农民"看病贵""看病难"问题，提高农民的医疗服务可及性，进而促进农民的医疗服务利用效率，改善农民的医疗服务利用不平等现象等有积极的促进作用。但鉴于目前"新农合"制度报销过程仍然受到一定经济条件的限制，"新农合"对农民医疗服务利用的改善程度尚需实践的检验。在"新农合"对医疗服务可及性和利用影响的基础上，农民会根据自身情况评判"新农合"制度，这自然涉及"新农合"满意度问题。但提高农民健康水平是"新农合"政策的最终目标，而提高医疗服务可及性、促进农民医疗服务利用效率、增强农民满意度三方面都是手段。

至此，本书的逻辑思路可以归纳为"新农合"→医疗服务可及性→医疗服务利用及平等性→农民的满意度→农民健康水平。具体地讲，"新农合"政策制定与实施效果直接影响到农民医疗服务可及性现状，进而影响医疗服务利用及平等性以及农民的满意度，最终影响农民的健康水平。本书的逻辑起点是探讨"新农合"对医疗服务需求的影响，逻辑的终点是运用健康风险管理理念对"新农合"制度的改进思考，目的是提高农民服务需求，提升农民健康水平，努力使"新农合"成为农民健康风险管理的主要手段。

这一思路正是"新农合"政策实施效果评价综合分析框架构建的依据，通过这个框架，本文不仅综合评价"新农合"制度与实施过程中存在的问题，将这些问题及时反馈到"新农合"政策制定中，实现"新农合"制度的不断完善和可持续发展，而且还将对这一逻辑推理进行实证检验，以判断其正确性与合理性。

2.3 综合分析框架的构建

2.3.1 医疗服务可及性度量与分析

首先界定医疗服务可及性的含义，指出本书度量医疗服务可及性的方法，辨析影响医疗服务可及性的影响因素，构建医疗服务可及性分析框架，为后面政策检验的实证分析提供理论基础。

（1）医疗服务可及性的含义。

学界对医疗服务可及性的界定并没有达成共识，分别从各自的研究角度和重点出发对其进行了不同层面的阐述和理解。

国际上，世界卫生组织（2002）将可及性分为经济可及性、地理可及性、文化可及性等，收入、到医疗机构的时间或者距离、教育、医疗服务的价格和费用、医疗保障制度等均是影响基本卫生服务可及性的重要因素。依照此标准，国内学者主要从地理可及性和经济可及性两个维度进行了详细分析。吴长玲等（2007）[①] 侧重于地理可及性，体现为到医疗卫生机构的方便程度，即医疗卫生服务机构在空间上能多大程度地满足医疗需求。这样，医疗服务可及性又被细分为服务获取的方便、地域的接近、医患关系的融洽、诊疗的快捷准确以及价格的公平合理。吴艳（2007）[②] 侧重于经济可及性，认为医疗服务的可及性主要体现在经济方面，即医疗服务费用上涨是导致病患经济承受压力过重而放弃就医的重要原因，进而造成医疗服务的可及性差。

此后，很多学者对可及性的含义进行了深化，即根据医疗服务关系中的主体进行分类，将医疗服务可及性归纳为供方可及性和需方可及性（苗艳青，2008；朱莉华，2009）。总体而言，供方可及性指医疗服务提供方是否能提供充足和公平的卫生服务资源，一般用距离、时间、人均床位数、人均医生数、医疗技术水平、社会医疗保障制度、提供医疗服务的内容等

---

① 吴长玲，方鹏骞. 中国西部地区农村居民卫生服务不平等与潜在的可及性状况分析与对策探讨 [J]. 中国卫生事业管理，2007，（8）：560－562.

② 吴艳. 我国农村医疗卫生服务的可及性不足问题突出 [J]. 中国药业，2007，（10）：3－4.

指标衡量，也称为绝对可及性，本文的供方可及性含义与此一致。需方可及性指医疗服务需求者是否有能力获得供给方提供的医疗服务，一般用家庭收入、教育水平、健康意识、家庭卫生设施、个人生活方式等指标衡量，也称为相对可及性，本文的需方可及性含义与此一致。实践中，医疗服务的可及性程度跟医疗服务流程也密不可分，于是"可及性"又被延伸为"连续性"。杨大锁等（2006）[1] 认为医疗服务连续性指要衔接好医院服务过程，要设计和实施为患者提供连续的医疗服务和在医务人员之间进行协调的程序，保证患者的医疗护理信息随患者的转移而转递、保持病人转科、出院、转院后患者的连续性医疗服务等。事实上，这一定义是可及性含义的细化，如果按照供方可及性和需方可及性的分类标准，它所强调的也是供方可及性问题，尤其侧重于服务的可及性。

（2）医疗服务可及性的度量。

已有研究主要是根据客观指标进行可及性的度量，除先前所说的衡量供方可及性和需方可及性的指标外，也有的学者试图构建整体可及性标准，以研究"新农合"对医疗服务可及性的影响。如谢小平等（2010）[2] 利用甘肃省调查数据，构建可及性标准，试图比较"新农合"实施前后农户的支付能力与可及性标准，借以判断"新农合"对可及性的影响。研究结果发现，"新农合"提高了贫困居民的医疗服务可及性，利贫的倾向比较明显。

用客观指标去评价"新农合"的可及性优点是比较客观的，但并非完全客观，因为可及性标准的设定可能会涉及一些主观因素。除此之外，客观指标也有一定缺陷，即可能不能真实反映可及性的现状，以客观指标度量资源的多少可以说明可及性程度的大小，但单凭用资源的多少来评价可及性不能完全说明问题。供方可及性和需方可及性是一个硬币的两面，可及性程度的充分与不足都是相对的。举例来说，用价格指标度量供给可及性，但不能说明价格越高可及性越差，因为此时也要考虑收入这个需方可

---

① 杨大锁，潘淮宁，殷晓红等. 重视医疗服务的可及性和连续性 [J]. 中国卫生质量管理，2006，(6)：47–49.

② 谢小平，王从从，魏强等. 基本医疗卫生制度对居民基本医疗服务可及性和利用的影响：基于甘肃的个案研究 [J]. 中国卫生经济，2010，(3)：23–25.

及性指标。因此，如果价格比较高的同时收入也较高，就不能说明医疗服务可及性较差，故存在可及性的相对性。除此以外，不同特征群体由于背景以及经历不同对可及性的认知也存在差异。基于以上分析，本文越过可及性客观标准的设定，直接用农民的主观感受来评价医疗服务的可及性。农民的主观感受用"看病难"和"看病贵"进行度量，进而论述其与医疗服务可及性之间的关系。

关于"看病难"和"看病贵"的含义，原卫生部部长陈竺于2011年曾作过分析①，他认为"看病难"比较确切的意思是，病人看病就医要走很远的路、花费大量的时间、耗费很多的心血，才能来到比较满意的医院或看上比较认可的好医生。第一种是"绝对性"看病难。这是由于医疗资源绝对不足造成的"看病难"，是因"缺医少药"而无法满足基本医疗卫生服务需求的"看病难"。如在经济落后、交通不便、地广人稀的偏远乡村，"看病难"的问题就比较严重。第二种是"相对性"看病难。这是由于优质医疗资源相对于居民需求的不足，患者去大医院看专家比较"难"。突出表现是小病去大医院，挂号、交费、取药时间较长，但医生检查和诊断时间较短。患者入院、检查、手术都要排队，医生连续、经常加班，医患双方都不满意，医患关系紧张。

"看病贵"主要是医疗服务价格超过了患者的支付承受力，具体表现为三种情况：第一种是"个人主观感受的看病贵"，即医疗费用的过快上涨，使人感觉看病变贵；第二种是"家庭无力支付的看病贵"，这种情况是医疗支出已经超过了家庭可支付的能力，影响了家庭的正常生活，造成"因病致贫""因病返贫"现象；第三种是"社会无法承受的看病贵"，即当全社会的医疗总费用增长过快，不能被有效控制，一旦超过了整个社会的可承受能力，就会影响社会经济的可持续发展。

刘国恩（2012）②曾用三个维度来评定一个医疗体制的好坏。第一，医疗服务的可及性，即"看病难"问题；第二，医疗服务的费用，即"看病贵"问题；第三，医疗服务的质量。其中，第一点主要强调供方可及性，

---

① 陈竺. 辩证看待"看病难看病贵"［N］. 人民日报，2011－2－24（17）.
② 戈辉. 名人面对面"刘国恩：我对中国医改有信心"［EB/OL］. http：//blog. sina. com. cn/s/ blog_ 493b73bf0102e74m. html? tj＝1，2012－9－2.

后两点则主要强调需方可及性。

综上所述，本书的可及性标准是从农户的主观感受出发，通过供方可及性和需方可及性两个维度加以设定，分别用农户的主观感受——"看病难"代表供方可及性程度，用"看病贵"代表需方可及性程度。具体依据是，"看病难"主要是指由于医疗卫生资源稀缺，进而导致的看病比较难；"看病贵"主要是指由于农户的资源稀缺所导致的医疗卫生资源的可及性较差。因此，用农民的主观感受来刻画可及性，能够找出影响农民"看病贵""看病难"的各种影响因素，并为促进农民医疗服务利用效率，提高医疗服务可及性提供参考。

（3）医疗服务可及性影响因素分析。

关于医疗服务可及性（将其转为"看病难"和"看病贵"两个维度）影响因素的分析，国内研究成果大多偏重于定性分析，定量分析较少。相关研究主要涉及以下多个视角。

经济学视角。张蕴萍（2011）[①]认为从经济学角度出发，"看病难"和"看病贵"不应该同时存在，因为"看病贵"意味着价格高，本应该出现供过于求，而实际却是"看病难"——看病排队、拥挤、一号难求，根源在于二元或多元的医疗保障制度。公费医疗或医疗保险制度造成了过度医疗，进而导致对医疗资源的过度占用，导致"看病难"；而不享受公费医疗或医疗保险制度的居民则既面临"看病难"，又要面临"看病贵"。寇宗来（2010）[②]分析了"以药养医"体制与"看病贵、看病难"问题之间的内在逻辑关系。由于政府将医疗价格限制在较低水平，医院为了增加收入，利用其垄断地位，将"医"的损失转嫁到"药"上，造成药价虚高的问题，导致"看病贵"。同时，为了增加药品抽租的效力，医院有动力提高就诊者的"麻烦成本"以减少患者的就诊时间，也就是"看病难"问题。因此，作者提出提高诊疗的价格和实行"医药分离"两种方式来解决"看病贵、看病难"问题。如果继续维持低诊疗价格，降低"以药养医"程度反而可

① 张蕴萍.「看病难」与「看病贵」为什么会同时存在？[J].学习与探索，2011，（5）：62 - 64.

② 寇宗来.「以药养医」与「看病贵、看病难」[J].世界经济，2010，（1）：49 - 68.

能会降低社会福利。顾昕等（2012）① 则认为针对医疗机构普遍存在"供方诱导过度消费"的问题，有效的手段是必须取消药品加价率管制，鼓励竞争，而药品零差价只是病急乱投医的无效"药方"。

政治经济学视角。邵德兴（2005）② 认为农民"看病贵"问题不仅仅是经济问题，同时也是个政治问题，因此破解农民"看病贵"问题必须立足体制创新和综合治理。如完善医疗保障制度建设、完善医疗服务体系、提高医疗服务可及性、完善农村医疗管理体制，增强政府责任、改革和完善药品监督体制，切实减轻农民医药费用负担、提高农民的组织化程度、增强农民在医疗服务市场的集体谈判能力等。

公共治理视角。宋曙光（2012）③ 认为，虽然新医改确定了是以政府为主导的医疗卫生改革，但是仍然需要政府、市场和社会三个治理主体的互动与合作。医疗卫生既有公共产品的属性，又有私人产品的属性，政府、市场和社会均有其发挥作用的地方。面对各自的市场失灵，可以相互弥补。最后在治理理论和现实的背景下，从政府主导、重视市场、建设公民社会三个方面提出具体的公共治理方式。

健康公平视角。陆铭、冷明祥（2010）④ 认为健康公平的严重缺失导致了"看病贵""看病难"。具体表现在：居民中各类健康不安全的人群、医疗卫生服务可及性、卫生服务需求和利用存在的城乡和地区差异，以及逐渐增加的个人医药费用负担比例使得低收入人群承担了过重的经济压力等。

可见，上述研究多来自定性方面的论证，主要探讨问题和对策，鲜有对"看病难"和"看病贵"原因进行定量的分析。由于"看病贵"和"看病难"更多的是基于人们的主观感受，人们大多根据自己的经历来判定其是否存在，所以个人、家庭或者制度的差异性特征会对其产生不同的影响。识别这些差异，能够帮助我们分析哪些群体更倾向于感受到"看病贵"和"看病难"，而这些群体的某些特征是可以通过政策改变进行积极引导的，

① 顾昕，余晖，冯立果.取消药品加价率管制 [J].中国医院院长，2012，（13）：74-75.
② 邵德兴.农民"看病贵"问题的政治经济学分析 [J].价格理论与实践，2005，（8）：25-26.
③ 宋曙光.新医改下论"看病难、看病贵"——基于公共治理理论的视角 [J].经济研究导刊，2012，（9）：199-201.
④ 陆铭，冷明祥.健康公平严重缺失导致"看病贵、看病难" [J].中国初级卫生保健，2010，24（5）：1-2.

这就为政策实践提供了较大空间。

第一，用"看病难"代表的供方可及性影响因素有多种。地理可及性：用到达医疗服务机构的距离或者时间表示。一般认为，距离医疗服务机构的距离越近，或者所利用的时间越少，越有利于医疗服务的利用，医疗服务的可及性越好。资源可及性：用医疗服务机构的资源表示。如人均医生数、人均病床数等。一般认为，人均资源越多，医疗服务的可及性越好。资格可及性：用是否参与"新农合"表示。一般认为，参与"新农合"的农户较没有参与"新农合"的农户能更方便地利用医疗服务，其可及性较好。保障范围可及性：用是否对慢性病进行报销表示。"新农合"制度设计是针对大病，是否对慢性病进行报销，直接关系到"新农合"对医疗服务利用的可及性。一般认为，如果对慢性病进行补偿，那么可及性更好。此外，农民"看病难"的主观感受还受到农民自身情况的影响，如收入水平、健康程度、教育水平等。

第二，用"看病贵"代表的需方可及性影响因素也不少。经济可及性：用收入表示。一般认为，高收入者相比低收入者更有能力获得医疗服务，因此医疗服务可及性越好。教育可及性：用教育程度表示。一般认为，教育程度高者健康意识更强，更倾向于利用医疗服务，也可能是由于受教育程度较高者收入较高，更有能力获得医疗服务。健康程度：用健康水平衡量。一般认为，健康水平不佳或者疾病比较严重的农户所需要的医疗费用更多，更容易有"看病贵"的感受。此外，是否有医疗保险、医疗供给资源的稀缺性等供给方面的因素也会影响医疗服务价格，进而影响农民"看病贵"的感受。

在以上理论分析的基础上，从需方可及性和供方可及性两方面分析农民"看病贵"和"看病难"的影响因素，找出影响农民主观感受的"看病贵"和"看病难"因素，最终为缓解"看病贵"和"看病难"问题提出相应对策建议。医疗服务可及性与医疗服务需求利用关系紧密，可及性状况会直接影响到医疗服务利用情况，可及性较高有利于医疗服务的利用。下面介绍医疗服务利用的相关理论。

2.3.2 医疗服务利用及平等性度量与分析

首先分析医疗服务利用的含义，界定本文医疗服务利用的具体内涵，然后利用安德森（Andersen）的医疗服务利用模型分析影响医疗服务利用的因素，进而构建医疗服务利用及平等性分析框架。

（1）医疗服务利用的含义。

医疗服务利用行为即医疗消费行为，是指患者对医疗服务产生需要到实际购买和利用医疗服务的过程，是一个由需要到动机再到行为的过程（易丹辉，2004）[①]。如图2.3所示。

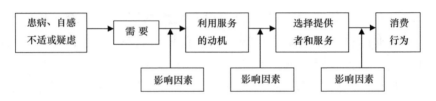

图2.3　医疗消费行为产生的过程

从图2.3可以看出医疗消费行为的产生过程。当人感觉患病或者不适的时候，出于身体健康的考虑，就会产生相应的医疗服务需要，这是消费者是否利用相关医疗服务的基础性因素。但是并非所有的需要都会产生利用医疗服务的动机，它会受到经济状况、健康的认识、交通条件等因素的制约。而一旦有了利用医疗服务的动机，消费者会结合自身身体状况以及相关信息，采取需要何种医疗服务或者选择哪些医疗服务提供者等行动。最后，消费者在相应的医疗机构接受服务，完成消费行为，也即完成医疗服务利用。

这个过程可以具体理解为三个阶段，第一个阶段是考虑是否选择医疗服务利用，即产生医疗服务利用的动机；第二个阶段是考虑选择医疗服务机构和什么样的医疗服务；第三个阶段是在医疗机构和消费者互动的条件下完成最终的医疗服务利用。在这三个阶段中，由于医疗服务的特殊性，会产生两个主要问题。第一个问题是消费者对于医疗服务的需要包括两种情况，一种是没有认识到的需要，即由于自身局限，虽然身体健康不良但是个体没有感受到；另一种是认识到的医疗需求没能转化成真正的医疗需求，这可能是由于经济状况、交通条件等各种原因造成。第二个问题是消

[①]　易丹辉. 北京市医疗消费行为及意愿研究［M］. 北京：中国人民大学出版社，2004：7.

费者接受相应的医疗服务时，可能包括了一些不是需要的需求，主要由医生的诱导需求所造成。

根据前面医疗消费行为产生过程的分解，对医疗服务利用的界定主要集中于第一阶段和第三阶段，即研究消费者是否选择医疗服务以及最终对医疗服务利用的行为。

（2）医疗服务利用影响因素分析。

Andersen[①]于1968年提出医疗服务利用的行为模型，该模型为人们理解医疗服务利用的行为提供了分析框架，为找出影响医疗服务利用的各因素提供了参考。该模型主要包括四个部分：环境因素、人群特征、健康行为和健康结果。如图2.4所示。

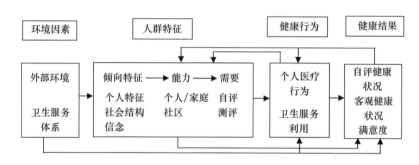

图2.4　Andersen 医疗服务利用模型

Andersen 模型认为，人们对医疗服务的利用是各种因素的综合结果，主要由倾向特征、能力以及需要决定，同时受到外部环境的影响。外部环境因素包括经济背景、政治、贫富程度以及社会观念等，这些因素影响个人的卫生状况。卫生服务体系则影响卫生服务的可及性、可得性、卫生资源、组织和筹资安排等。

在人群特征中，主要包括三个层次。第一层次是倾向特征。主要包括人口学特征、社会结构特征、健康信念。人口学特征主要包括年龄、性别等，社会结构特征主要包括教育水平、种族、职业、社会关系以及文化等，健康信念主要是指人们对于健康或者医疗服务的态度、认知程度。这些因

---

① Andersen R. M. , 1968, Behavioral Model of Families' Use of Health Services, Research series No. 25, Chicago：Center for Health Administration Studies, University of Chicago.

素主要影响他们对医疗服务利用的理解。

第二个层次是促进或者阻碍人们利用医疗服务利用的能力，主要包括个人、家庭和社会的资源。个人收入、交通工具、医疗保险以及医疗机构的可及性等是影响这一层次的主要变量。

第三个层次是需要。人们对于医疗服务利用的需求来自于本人对医疗服务需要的判断。这主要由疾病程度、健康状况等因素决定，虽然可以被社会观念和健康观念所解释，但解释力度仍然有一定的不足。需要更多的体现是一种生理健康状况的必须，说明了人们寻求医疗服务的原因，但需要还可能包括没有认识到的需要，比如测评的健康状况可能要比自我主观感觉的健康状况更能代表生理上的需要程度。

（3）医疗服务利用理论分析述评。

按照经济学的分析范式，医疗服务消费作为人们诸多消费中的一种，应该符合成本收益的基本规律，即在均衡状态下，边际收益与边际成本相等。同时，消费者行为理论告诉我们，任何一个均衡的选择都是在偏好（代表主观愿望）和预算约束（代表客观局限）两个条件的共同作用下决定的。就医疗服务利用行为中的是否选择就医而言，对疾病的认识水平影响着患者的偏好，而必须面对的家庭收入、其他商品的价格、有无医疗保险等则构成了预算约束，正是在不同偏好和不同的预算约束下，不同的患者作出了不同的选择。总之，任何影响患者偏好和预算约束的因素，都会对其医疗服务利用行为的各个环节产生影响。本文将围绕主要影响因素进行具体分析，尤其是研究"新农合"制度对医疗服务利用的影响。在医疗服务利用分析的基础上，本文还将对医疗服务利用的不平等性进行分析，利用医疗服务利用不平等的分解办法，评价"新农合"对改善医疗服务利用不平等的贡献。此外，本文还将检验医疗服务可及性与医疗服务利用之间的关系，评价医疗服务可及性程度对医疗服务利用的影响。

2.3.3 "新农合"满意度度量与分析

本部分将对满意度评价理论进行综合分析，解释利用三个维度详细分析满意度评价的依据，并指出满意度评价的影响因素，构建"新农合"满意度评价分析框架。

（1）满意度评价。

关于满意度评价，学界说法不一。出于研究的需要，本文对这一词语的含义不作过多解释，仅将满意度评价转化为满意度直接评价和满意度间接评价两种形式。满意度直接评价是通过设置问卷问题直接考察农民对"新农合"的满意程度。如本研究调查大连市数据时所设置的问题有，"您对目前'新农合'的整体评价是什么?"，答案设置了非常满意、满意、一般、不满意、非常不满意 5 个选项。在满意度评价分析中，可以直接利用这 5 个层次刻画农民对"新农合"的满意度评价现状。

满意度间接评价与直接评价相对应，是通过设置相关问题间接考察农民对"新农合"的满意程度。本书将这些问题划分为两大类，一类是反映农民的参合行为和参合意愿。如在参合行为和参合意愿研究中，如果参合意愿较强，那么影响参合意愿的积极因素也应该是提高农民满意度的关键因素，降低或减弱不利于参合意愿的因素可能会提高"新农合"的满意度。

此外，农民的"新农合"福利认同程度也间接反映满意度。社会福利是指一个社会全体成员的个人福利的总和或个人福利的集合，在社会福利中，能够直接或间接用货币衡量的那部分社会福利，叫作经济福利。"新农合"中政府给予了较大的经济补助，"新农合"筹资中政府筹资数额占总筹资的比重较大，如辽宁省政府补贴高达 80%，彰显出政策的福利特性。"新农合"制度是作为公共产品向农民提供，具有典型的社会福利性质。医疗资源是一种稀缺资源，如何将公平和效率运用到"新农合"实践中需要具体的制度制定与制度执行。从福利经济学出发，其目标是如何将这种稀缺资源更有效地分配给最需要的农民。在"新农合"制度中，强调效率必然损害公平，强调公平也会极大地损害效率，因此需要政府在公平和效率间作出权衡，进而给出特定的"新农合"制度安排。

"新农合"制度显然具有明显的福利性特点，但是"新农合"的实施是否得到了农民的福利认同，即农民是否认可了"新农合"制度作为其福利的一部分，答案可以从农民对"新农合"的福利感受中得到。此外，福利分析视角比主观满意度视角更能说明农民对"新农合"的政策评价。因此，本书将利用福利分析视角拓展满意度评价，分析农民对"新农合"制度的福利认同程度。本书认为农民对"新农合"制度的福利认同程度越高，说明农民对"新农合"的满意度越高。例如,"您认为'新农合'成为您提高健康水平、抵御疾病的有效手段了吗?",答案选项设置为"是"和"否"。如果回答"是",说明福利认同较高;反之,则福利认同较低。

(2)满意度评价影响因素分析。

影响农民主观满意度评价的因素主要包括三类,一是个体特征,如收入水平、教育程度、年龄、职业等个体或家庭特征;二是个体经历,如是否参加保险、报销经历、就诊倾向等;三是医疗服务资源,如人均医生数、人均病床数等。第6章农民主观评价满意度影响因素分析中将做具体论述。

影响参合行为和参合意愿的因素主要包括个体特征、医疗服务可及性等。如农民家庭(个人)可支配收入、健康状况、医疗机构的分布、医疗资源获得的方便程度等都可能对参合行为和参合意愿产生积极或消极的影响。第6章参合行为和参合意愿分析中将作具体论述。

农民对"新农合"的福利认同也会受到个人特征和经历的影响,如个人健康状况、报销经历以及个人缴费水平等,不同的个人出于自身的认识和经历会作出对"新农合"福利认同的不同判断。第6章农民对"新农合"福利认同分析中将作具体论述。

2.3.4 "新农合"制度改进分析

"新农合"作为公共产品向农民提供,因此本书拟从公共产品的有效供给角度对"新农合"制度改进进行讨论。接下来首先分析"新农合"的产品属性,然后提出本文的"新农合"制度改进思路。

萨缪尔森定义的纯粹公共产品是指任何一个个人对它的消费不会减少别人对它的消费的物品。为了仔细辨别公共物品与公共资源的区别,辨别公共物品与私人物品的区别,经济学家提出了"非排他性"(non-exclusiveness)与"非竞争性"(non-rivalness)这两个概念。在纯粹私人物品的场合,所有权使物品的所有者能唯一地拥有对该物品的支配权,而在一种纯粹的公共物品上,排他性就被打破了。非排他性,即在技术上没有办法将拒绝为之付款的个人或厂商排除在公共产品的受益范围之外,或者说,任何人都不能用拒绝付款的办法,将其不喜欢的公共产品排除在其享用范围之外。而当一种商品在增加一个消费者时,其边际成本等于零,这种商品就称为消费上具有非竞争性。

因此,将公共产品定义为在消费上同时具有非排他性和非竞争性的产品。按照公共产品非排他性和非竞争性的程度,将公共产品分为纯公共产品和准公共产品。纯公共产品满足非排他性和非竞争性的要求,而不满足非排他性的产品称为公共资源,满足排他性而非竞争的产品则属于俱乐部产品。俱乐部产品的一个显著特点是,当组织成员数量适度有限时,满足非竞争性条件,但是一旦数量超过一定额度时,非竞争性则被破坏,因此俱乐部产品可以定义为可以排除其他人消费的拥挤性的公共产品。

"新农合"采取自愿参与的原则,政府给予一定补助,但是采用家庭参保方式,并缴纳一定的费用,从参与门槛角度讲具有一定的排他性,从农村医疗资源的相对紧缺角度看,消费也存在竞争性。因此可以将"新农合"界定为俱乐部产品。但从排他性程度讲,目前每年人均 60 元的缴费对于农民来讲负担并不重,在调查中我们也发现,缴费能力并不是参加"新农合"的主要影响因素,可见排他性程度并不高。同时鉴于医疗资源的相对紧缺,竞争性特征比较明显,竞争性的结果就是"看病贵"和"看病难"问题,因此从这层意义上说,"新农合"又属于公共资源,进而可能导致道德风险的发生。因"新农合"具有公共产品的某一属性,所以本书界定"新农合"为准公共产品。

公共产品理论最重要的问题是公共产品如何有效提供。公共产品实现帕累托最优一般均衡的条件是政府提供的公共物品数量在边际产量上的边际成本要等于社会上个人愿意为该公共物品支付的税金的总和。萨缪尔森对公共物品供给达到帕累托最优状态的分析是以下面三个假设为前提的。一是在财政机构中,存在着一个无所不知的计划者,他了解每个个人愿意为公共物品支付的价格。二是假定每个个人愿意准确地披露自己对于公共物品的偏好。三是模型假定公共物品的成本由个人缴纳的税金支付,然而这些税金不对商品的相对价格发生影响,从而不会改变个人对私人物品与公共物品的相对需求。而在实际生活中,征税往往是会影响商品的相对价格的,从而会改变个人对私人物品与公共物品的偏好,这就会造成价格信号扰乱,使公共物品的供给达不到帕累托最优。

可见,三个假设条件均与"信息"密切相关,如果能够掌握全部信息,那么一般均衡的实现就有可能。本书不尝试对帕累托最优均衡的实现作过多讨论，仅抓住实现公共产品有效供给的一个前提条件——信息完全，从完善信息角度提出帕累托改进的政策建议。具体的方法是从农民需求角度出发，结合健康风险管理理念，将健康风险管理按照健康风险识别、健康风险评估和健康风险应对三个部分依次对比"新农合"制度供给和制度需求间的差异，增强制度供需之间的互动与反馈，使公共产品的供给更多地体现农民的需求偏好，从而实现帕累托改进。

"新农合" 实施效果多层面比较分析

在综合分析框架构建的基础上，便于为后面的实证分析做好铺垫，有必要对"新农合"的实施效果从整体上进行把握。鉴于"新农合"统筹层次的差异性和时间效应，本书拟用全国、省级、市级和地区四个不同层面，并结合时间维度，比较分析"新农合"的整体运行现状，为后面的实证分析提供参考基础。具体做法：第一，梳理全国"新农合"的发展历史，详细了解其 2005 ~ 2011 年的整体运行情况；第二，运用最新的 2011 年截面数据，具体比较全国各省的"新农合"实施效果，尤其关注辽宁省的实际情况；第三，在掌握辽宁省"新农合"整体运行情况基础上，比较分析辽宁省各市"新农合"发展中存在的具体问题；第四，运用大连市相关数据，详细了解 2008 ~ 2011 年"新农合"的实施成效。

3.1 国家政策梳理与实施效果分析

3.1.1 发展历史

为了解决农村居民"看病难""看病贵"问题，提高农村居民医疗服务可及性及利用性，中国于 2003 年在全国推广新型农村合作医疗制度，并迅速在全国展开。"新农合"的开展离不开国家政策的支持，自 2003 年以来，国家各部门制定了一系列政策，为"新农合"制度的有序实施提供了必要的政策保障。

2003 年 1 月，国务院办公厅转发卫生部等部门《关于建立新型农村合作医疗制度意见》的通知，其中对建立新型农村合作医疗的目标和原则、筹资标准、资金管理、医疗服务管理、组织实施等做了详细规定。改革的目标是到 2020 年实现在全国建立基本覆盖农村居民的新型农村合作医疗制度，减轻农民因疾病带来的经济负担，提高农民的健康水平。

随着 2007 年城镇居民医疗保险的不断发展，2009 年《中共中央、国务院关于深化医药卫生体制改革的意见》出台，进一步提出了深化医药卫生体制改革的总体目标，建立健全覆盖城乡居民的基本医疗卫生制度，为群众提供安全、有效、方便、价廉的医疗卫生服务。到 2011 年，基本医疗保障制度全面覆盖城乡居民，基本药物制度初步建立，城乡基层医疗卫生服务体系进一步健全，基本公共卫生服务得到普及，公立医院改革试点取得突破，明显提高基本医疗卫生服务的可及性，有效减轻居民就医费用负担，切实缓解"看病难、看病贵"问题。到 2020 年，覆盖城乡居民的基本医疗卫生制度基本建立。普遍建立比较完善的公共卫生服务体系和医疗服务体系，比较健全的医疗保障体系，比较规范的药品供应保障体系，比较科学的医疗卫生机构管理体制和运行机制，形成多元办医格局，人人享有基本医疗卫生服务，基本适应人民群众多层次的医疗卫生需求，人民群众健康水平进一步提高。

2012 年国务院办公厅印发了《"十二五"期间深化医药卫生体制改革规划暨实施方案》（简称《实施方案》），明确规划了 2012～2015 年医疗卫生体制改革的阶段目标、改革重点和主要任务，是未来 4 年深化医药卫生体制改革的指导性文件。其中明确指出到 2015 年，基本医疗卫生服务更加公平可及，服务水平和效率明显提高，个人卫生支出占卫生总费用的比例降低到 30% 以下，"看病难、看病贵"问题得到有效缓解。随后国务院办公厅印发了《深化医药卫生体制改革 2012 年主要工作安排》，对《实施方案》进行了具体的工作安排，以解决农民"看病难、看病贵"问题，提高医疗服务可及性、促进农民健康水平提高。

从近年来国家的政策目标可知，"新农合"制度的建立是希望通过大数定律的医疗保险形式，分散个人可能面临的集中重大疾病的经济风险，通过个人、集体和政府的共同筹资，帮助患有重大疾病的居民减轻经济负担，并通过合理的医疗卫生资源配置，进一步解决农民"看病难"问题。通过"新农合"基金保险池的建立，有效缓解农民"因病致贫""因病返贫"的现象。"新农合"应让农民在生病时敢于看病，促进农民的医疗服务利用效率,特别是促进贫困阶层的医疗服务利用水平,摆脱过去因经济条件不佳而放弃治疗,进而造成医疗服务利用不平等的现象。不过,"新农合"改革的最终目标还是以农民满意为主,只有政府和民众都满意的制度才是最优的、合理的制度。

下面简单梳理自 2003 年以来,我国"新农合"开展的相关政策和主要会议,按照试点阶段(2003~2006 年)、全面推行阶段(2007~2008 年)、体制完善阶段(2008 年至今)三个阶段进行整理,见表 3.1。

表 3.1   "新农合"相关政策法规和主要会议及主要内容

主要阶段	政策法规和主要会议	主要内容
试点阶段 (2003~2006 年)	《中共中央、国务院关于进一步加强农村卫生工作的决定》(2002 年 10 月 29 日)	确定农村卫生工作的整体目标,探索"建立以大病统筹为主的新型合作医疗制度和医疗救助制度"
	《关于建立新型农村合作医疗制度的意见》(2003 年 1 月 16 日)	第一次将"新农合"制度改革从农村卫生工作中分离出来,单独批示;第一次系统地提出了"新农合"制度的定义、原则、组织管理方式,采取个人缴费、集体扶持和政府资助的筹资模式以及医疗资金的补偿与管理方式;明确了未来 8 年的工作目标
全面推行阶段 (2007~2008 年)	2007 年全国新型农村合作医疗工作会议(2007 年 1 月 23 日)	2007 年是从试点阶段转入全面推进的一年;完善和规范统筹补偿方案,强调坚持以大病为主扩大农民受益面,加强对起付线、封顶线和补偿比例的研究,鼓励农民低层次就医,对结余过多问题的研究
	《关于调整中央财政新型农村合作医疗制度补助资金拨付办法有关问题的通知》(2007 年 1 月 31 日)	为确保"新农合"医疗补助资金及时、足额地安排到位,明确了申请材料的审核工作和资金拨付办法
	《关于完善新型农村合作医疗统筹补偿方案的指导意见》(2007 年 9 月 10 日)	具体规定了"新农合"的医疗统筹补偿模式(大病统筹与门诊家庭账户、住院统筹与门诊统筹、大病统筹)和具体补偿方案(包括起付线、封顶线、补偿比例和补偿范围)
体制完善阶段 (2008 年至今)	2008 年全国新型农村合作医疗工作会议(2008 年 3 月 5 日)	着重提出了五项试点工作
	《关于规范新型农村合作医疗二次补偿的指导意见》(2008 年 12 月 4 日)	提出了二次补偿的含义、补偿条件、原则、补偿对象

续表

主要阶段	政策法规和主要会议	主要内容
体制完善阶段 （2008 年至今）	"新农合"被写入社会保险法（草案）医疗保险专章（2008 年 12 月 22 日）	明确了我国基本医疗保险包括三个部分，即城镇职工基本医疗保险、城镇居民基本医疗保险和"新型农村合作医疗保险"
	《关于印发 2009 年农村卫生工作要点的通知》（2009 年 2 月 6 日）	布置 2009 年具体工作，推动三个试点有序进行
	《国务院关于印发医药卫生体制改革近期重点实施方案（2009～2011 年）的通知》，中共中央、国务院发布了《关于深化医药卫生体制改革的意见》	要求抓好五项改革；全面实施新型农村合作医疗制度，逐步提高政府补助水平，适当增加农民缴费，提高保障能力；逐步解决城镇职工基本医疗保险、城镇居民基本医疗保险、新型农村合作医疗制度之间的衔接问题
	《"十二五"期间深化医药卫生体制改革规划暨实施方案》	主要明确 2012～2015 年医药卫生体制改革的阶段目标、改革重点和主要任务，是未来 4 年深化医药卫生体制改革的指导性文件；统筹推进"新农合"各项工作
	《深化医药卫生体制改革 2012 年主要工作安排》	按照《"十二五"期间深化医药卫生体制改革规划暨实施方案》的相关要求，重点对工作任务进行统筹安排。强调保基本、强基层、建机制的基本原则

由表 3.1 可知，2003～2006 年属于"新农合"试点阶段。这一阶段的主要任务是地区试点，各地区根据实际情况采取了不同的制度模式，导致"新农合"制度呈现出制度模式多样化的特征，门诊统筹和住院统筹等在各地实践中都有差异。2007～2008 年是"新农合"制度全面推行阶段。2008 年底基本实现了"新农合"制度的广泛覆盖，提前实现了 2010 年全覆盖的目标。这一阶段伴随着"新农合"制度的不断完善，制度模式趋向统一化，即以保障大病为主，门诊统筹逐渐纳入保障范围。2008 年以来，属于"新农合"体制完善阶段。其重点是更加关注"新农合"制度的可持续发展以及对农民医疗服务可及性的积极影响，保障水平、补偿标准、补偿模式逐步完善，让农民从"新农合"制度中受益。与此同时，将"新农合"制度与城镇医疗保障制度纳入统一管理范畴，更加注重公平，为建立城乡统一的医疗保障制度提供了必要的政策依据。

3.1.2 实施效果

从表3.2的全国"新农合"发展情况可知,"新农合"的参合率不断上升。随着人均筹资水平的增加,筹资总额得到较大增长,2011年筹资总额为2005年的27倍,基金保障能力获得较大提升。与此同时,尽管"新农合"基金支出也同比大幅增长,但支出仍然少于收入,尤其是2011年尚有337亿元的基金剩余。还可以看到,从2005～2011年每年均有剩余,可以计算得知,2005～2011年共有高达755.2亿元的基金剩余。"新农合"基金采用以收定支原则,过多的基金剩余不仅减弱了"新农合"的保障能力,也面临着极大的通货膨胀风险。补偿受益人次获得了极大地增长,从2005年的1.22亿人次增长到13.15亿人次,增长了10倍,可见农民受益面较广。

表3.2			2005～2011年全国新型农村合作医疗情况				
指标	2005年	2006年	2007年	2008年	2009年	2010年	2011年
"新农合"县数（个）	678	1451	2451	2729	2716	2678	2637
参合人口数（亿人）	1.79	4.10	7.26	8.15	8.33	8.36	8.32
参合率（%）	75.7	80.7	86.2	91.5	94.0	96.0	97.5
当年筹资总额（亿元）	75.4	213.6	428.0	785.0	944.4	1308.3	2047.6
人均筹资（元）	42.1	52.1	58.9	96.3	113.4	156.6	246.2
当年基金支出（亿元）	61.8	155.8	346.6	662.0	922.9	1187.8	1710.2
补偿受益人次（亿人次）	1.22	2.72	4.53	5.85	7.59	10.87	13.15

资料来源:《中国卫生统计年鉴2012》。

3.2 各省实施效果比较分析

由于"新农合"制度在中国不同地区的实践差异较大,故分析各地区具体实施情况非常必要。辽宁省作为东北老工业基地,所处经济环境与东部和西部地区均存在显著差异,因此分析辽宁省的具体情况有助于解决辽宁省"新农合"中存在的现实问题,不断完善"新农合"制度,为辽宁省经济社会健康发展提供坚实的民生基础,同时也能为其余省份"新农合"制度的完善提供有益参考。

下面将主要以辽宁省为例做出重点说明。首先，通过省级层面分析全国各省、直辖市、自治区"新农合"实施情况，并突出与辽宁省的比较分析。其次，通过市级层面分析辽宁省内各市的实施现状。最后，通过地区层面以大连市为例，重点说明"新农合"开展现状。

3.2.1 医疗服务可及性情况比较

表3.3主要反映了参合人数、人均筹资和补偿受益人次三项指标的达成情况。用筹资水平代表进入门槛，在这里借以分析供方可及性问题。从人均筹资标准看，除了北京、上海、浙江三地外，其余均在230元左右。其中上海地区最高，人均987元；其次是北京637.2元；再次是浙江408.2元。其余省份均在卫生部要求的230元标准附近。经济发达的东部地区，如江苏、山东，以及个别西部地区，如西藏、青海等相对较高，贵州最低为225.4元，辽宁省为234.9元，筹资水平也较低。由此可见，最高的上海市筹资水平是最低省份贵州省的4倍，相差较悬殊。考虑农民承受能力因素，辽宁省的筹资水平也与其经济地位并不适应。人均筹资水平越低，意味着"新农合"的门槛可及性越高，其导致的结果是所筹资基金的保障能力不强，农民个人经济负担较重。所以，从"新农合"门槛角度讲，农民的医疗服务可及性较好，但从有效减轻农民"看病贵"问题讲，农民医疗服务可及性较差。

表3.3　　　　　　　　2011年各地区新型农村合作医疗情况

地区	"新农合"县 (区市) (个)	参合人口数 (万人)	人均筹资 (元)	补偿受益人次 (万人次)
总计	2637	83163.2	246.2	131504.3
北京	13	276.8	637.2	672.9
河北	164	5020.0	232.1	10061.9
山西	115	2185.0	231.9	3172.8
内蒙古	96	1240.2	246.4	835.0
辽宁	94	1976.2	234.9	1639.6
吉林	61	1302.1	231.1	709.4
黑龙江	122	1418.8	230.6	1573.1

地区	"新农合"县 (区市)(个)	参合人口数 (万人)	人均筹资 (元)	补偿受益人次 (万人次)
上海	10	147.2	987.0	1926.8
江苏	83	4265.5	273.0	9698.0
浙江	85	2883.3	408.2	9451.0
安徽	94	4917.0	229.8	6379.8
福建	74	2450.0	235.0	396.2
江西	97	3240.5	232.6	2567.5
山东	135	6629.1	256.2	16711.9
河南	157	7804.5	231.4	9829.6
湖北	96	3890.0	235.2	10915.5
湖南	113	4655.0	231.1	3691.5
广东	62	2849.9	243.4	2806.3
广西	106	3953.5	230.6	3194.3
海南	20	485.5	239.1	698.8
重庆	38	2224.4	232.0	3193.8
四川	175	6263.1	234.4	9886.1
贵州	88	3074.8	225.4	4408.9
云南	127	3456.3	234.0	7861.9
西藏	73	235.7	282.8	422.7
陕西	104	2631.7	241.7	3641.9
甘肃	86	1918.3	232.9	3068.0
青海	39	347.9	269.1	208.7
宁夏	21	370.3	237.0	740.4
新疆	89	1050.9	238.2	1140.1

资料来源:《中国卫生统计年鉴 2012》。

3.2.2 医疗服务利用情况比较

医疗服务利用比较分析可从补偿受益人次和参合人数的比较中得出,从表 3.3 可知,受益程度存在明显的地区差异。一类地区补偿受益人次高于参合人数，包括北京、河北、山西、上海、江苏、浙江、安徽、黑龙江、山东、河南、湖北、海南、重庆、四川、贵州、云南、西藏、陕西、甘肃、宁夏、新疆。其中上海补偿受益人数为 1926.8 万人次，参合人数为 147.2 万人，受益人数是参合人数的 13 倍，"新农合"的受益面甚广。另一类地区补偿受益人次少于参合人数，包括辽宁、内蒙古、吉林、福建、江西、湖南、广西、青海、广东。其中辽宁省补偿受益人数为 1639.6 万人次，参合人数为 1976.2 万人，补偿受益人数为参合人数的 0.82 倍。与第一类地区相比，辽宁省的补偿受益面较窄，说明辽宁省农民的医疗服务利用效率相比较而言较差，"新农合"的受益面仍有较大的提升空间。

3.3 辽宁省实施情况分析

3.3.1 基本情况

辽宁省自 2004 年"新农合"试点以来，紧随国家相关政策有序推进，基本实现全覆盖目标。与此同时，"新农合"制度逐渐完善，制度模式也趋于统一。从 2009 年开始，辽宁省全省取消农民个人账户，统一实行门诊统筹和住院统筹的补偿模式，同时对门诊大病和重大疾病进行高标准补偿。目前补偿标准主要有两种，一种是分级分段补偿，要求取消住院起付线，针对不同的医院级别以及费用支出进行相应的等级补偿，如锦州市。这种做法在辽宁省较为普遍，也是省卫生厅大力推广的模式。另一种是仍有住院起付线，但只按医院级别进行固定的补偿标准，如大连市。总体而言，门诊补偿不设置起付线，但是设置封顶线，如大连市的门诊封顶线为 200 元。而住院补偿方面，封顶线、次封顶线，以及补偿范围的设置上则存在较大差异。发达地区封顶线、次封顶线设定相对较高，补偿范围相对较宽泛，如大连市住院补偿的封顶线为 10 万元，而锦州市的封顶线为 6 万元。表 3.4 给出了辽宁省"新农合"参保情况的基本信息。

由表 3.4 可知，"新农合"基本实现省内全覆盖。辽宁省"新农合"的试点工作开始于 2004 年，从最初的只有 4 个试点地区，发展到 2011 年的 94 个地区，基本实现了"新农合"的省级全覆盖。"新农合"筹资标准不断提高。农民由最初的缴费 10 元，提高到 20 元、30 元，直至 2012 年的 50

元。政府补助由最初的 20 元，分别提高到 40 元、70 元、90 元、100 元、130 元，2011 年的 200 元，直到 2012 年的 240 元。农民个人缴费不断增加的同时，政府补助也在大幅度地提高，显著提高了总筹资水平，扩大了"新农合"的基金规模。"新农合"参合率大幅提高。"新农合"参合人数不断增加，参合率从最初试点的 3.8%，提高到 2011 年的 99%，且近几年均维持在 99% 的水平，这充分说明了"新农合"在农村受欢迎度较高。"新农合"筹资总额和受益人数大幅提高。筹资水平的提高与参合率的提升，显著增加了筹资总额。2011 年的筹资总额已经达到约 45 亿元，基金规模的扩大显著提高了"新农合"的健康保障能力，为提高补偿标准和补偿水平提供了经济基础。与此同时，补偿受益人次呈快速上升之势，2011 年已有 1639.6 万人次得到"新农合"的补偿，相对于最初的补偿人数增长了 2 倍，农民的医疗健康保障需求在很大程度上得到了满足，受益较大。

表 3.4   2004～2011 年辽宁省"新农合"参保基本情况

参合情况	2004 年	2005 年	2006 年	2007 年	2008 年	2009 年	2010 年	2011 年
开展"新农合"县（市、区）（个）	4	41	97	97	91	90	90	94
参合人数（万人）	83.23	803.12	1818.98	1887.16	1953.53	1965.91	1953.6	1976.2
筹资标准（元）	—	30	50	80	100	120	150	230
参合率	3.8	66.4	84.4	87.3	90.3	99.3	99	99
年度筹资总额（万元）	—	—	74700	103969	189647	213014	309411	450000
补偿受益人次（万人次）	—	—	562	1075	1309	1252	1399.9	1639.6

资料来源：2004～2007 年数据来自《辽宁省卫生统计年鉴》；2008～2010 年数据来自《中国统计年鉴》；2011 年数据来自《中国卫生统计年鉴 2012》；其中筹资标准和参合率来自政府工作文件。

3.3.2 主要问题

（1）筹资水平地区差异较大。

目前，辽宁省各市级层面筹资水平最高的是大连市，其他地区较为一般。大连市 2012 年的筹资标准是每人每年 320 元，个人缴费 60 元，政府补助 260 元；沈阳市 2012 年的筹资标准是 290 元，个人缴费 60 元，政府补助 240 元。大连市政府补助比沈阳市多 20 元。2011 年大连市筹资标准是

260 元，其他地区是 230 元，大连市政府补助比其他地区多 30 元。2010 年大连市筹资标准是 160 元，个人缴费 25 元，政府补助 135 元；沈阳市筹资标准是 165 元，个人缴费 30 元，政府补助 135 元；其他地区是 150 元，个人缴费 30 元，政府补助 120 元。除了市级层面的差异外，各个区县也存在差异。如大连市金州区 2012 年的筹资标准为 400 元，2011 年为 300 元，在个人缴费从 30~60 元的过程中，政府补助从 270 元上升到 340 元，补助水平较高。可见，辽宁省大多数地区的筹资水平均在卫生部要求的标准上稳步提高，尤其是在经济发达的地区，筹资水平增长更快，为满足农民的医疗服务需求提供了保障。但鉴于各地区经济发展水平的差异，筹资水平的较大差异不利于农民医疗服务公平的利用，发达地区可以为本地居民提供较好的医疗保障，而欠发达地区只能紧跟政策，不得不提高筹资水平，也加重了地方政府的负担。因此，除了加大财政转移支付力度外，更要促进各地区经济平衡发展，保证各地区筹资水平的公平性。

（2）筹资水平与省外发达地区相比仍有差距。

虽然辽宁省内一些经济发达市县的筹资标准明显高于卫生部的平均要求且稳步上升，但与省外发达地区比较，仍有很大差距。如北京市 2012 年的筹资标准是 640 元，上海市大约为 1100 元，宁波市为 540 元。由于筹资水平的差异，"新农合"在补偿范围、补偿标准等方面便存在显著的地区不平衡。因此，为满足广大农民群众不断增长的医疗服务需求，提高"新农合"的健康保障能力，必须不断提高"新农合"的筹资标准，不断优化调整补偿方案。

（3）补偿机制仍需改进。

辽宁省实行住院补偿与门诊补偿相结合的报销模式，但在具体的补偿机制方面仍存在较大差异。如门诊封顶线制定方面，锦州北镇 2012 年农村定点补偿标准虽然是 80%，但是封顶线只有 25 元/次，而总门诊补偿标准封顶线为 4000 元，其中乡级补偿 40%，县级补偿 30%，门诊和住院的补偿年累计为 6 万元。在大连普兰店市，设在农村的定点医院补偿标准提高到 40%，次封顶线由 50 元/次提高到 100 元/次，设中医院的农村定点医院及中医院的门诊中药饮片方剂报销比例提高到 50%，取消中药饮片方剂的次封顶线，年封顶线 200 元。建立居民健康档案的患高血压、糖尿病、精神病的参合农民报销封顶线分别提高到400元、400元和500元。没有门诊大病的次封顶线,住院和门诊大病报销封顶线年累计为10万元。可见,各地区的补偿机制差异仍然较大,部分地区由于经济发展水平低的原因,在补偿标准、封顶线、次封顶线等方面仍有较大的改进空间。

(4)相关配套制度仍需完善。

"新农合"良好、稳健地向前推进是个系统工程,需要调动多方资源给予支持。然而,实践中仍然存在一些问题值得关注。首先,农村卫生服务人力资源严重短缺,卫生服务设施匮乏等基层卫生资源供给的不足与农民的卫生服务需求存在明显差距,供需矛盾突出。其次,政府财力明显向城镇倾斜,大医院补贴较多,基层医疗服务机构经营困难。另外,城乡医疗保险制度的显著差异,增加了城乡医保制度整合的难度。最后,医疗费用增长较快、卫生部门监管不到位、农村医疗信息化建设仍不完善,诸如此类问题均限制了"新农合"政策的有效发挥。因此,必须统筹兼顾,将"新农合"制度与农村整体医疗卫生体制改革相结合,才能真正发挥"新农合"制度在缓解农民"看病难"和"看病贵"问题中的重要作用。

3.4 大连市实施效果分析

考虑到统筹层次存在的差异性和大连市数据的可得性,接下来特别介绍大连市"新农合"的具体实施情况,主要利用2008~2011年时间序列数据比较分析"新农合"对农民医疗服务可及性和利用的影响,从时间的动态角度考察"新农合"的实施成效。

3.4.1 医疗服务可及性情况分析

本书的可及性含义主要包括供方可及性和需方可及性。下面主要从参合率与受益率、资金收支情况、报销比例三个供方可及性方面具体分析"新农合"对农民医疗服务可及性的影响。

(1)参合率与受益率情况。

由表3.5可知,2008~2011年大连市"新农合"参合人数基本维持在218万人左右,参合率维持在99%左右,基本实现了"新农合"制度全覆盖的目标。从参合率角度讲，农民的医疗服务可及性增强；受益率方面，2009 年补偿受益率达到 83.65%，2010 年和 2011 年维持在 70% 以上，说明"新农合"的受益范围较广，大多数农民从中受益。但与 2009 年相比，近两年的收益率有所降低，特别是 2010 年降幅较为明显，达到 12%，2011年受益率也与 2009 年相差 8%，农民受益程度下降说明医疗服务可及性有所降低。

表 3.5   2008～2011 年大连市"新农合"参合率与受益率

年度	参合人数（万人）	参合率（%）	补偿人数（万人）	受益率（%）
2008	218.71	95.5	149.96	68.57
2009	216.87	98	181.42	83.65
2010	218.9	99	157.44	71.92
2011	215.5	99	162.81	75.55

资料来源：表 3.5～表 3.10 中数据均来自大连市卫生局，以下不再作重复说明。

（2）资金收支使用情况。

由表 3.6 可知，2008～2011 年"新农合"基金的使用率较高，特别是2009 年达到了 99.42%，几乎实现了收支相抵。但 2010 年和 2011 年基金使用率出现了明显降低，特别是 2011 年仅为 89.14%，与 2009 年相比更是降低 10%，这说明"新农合"基金尚留有大量剩余，这直接影响了农民医疗服务的可及性。根据"以收定支，略有结余"的基金支付原则，"新农合"支付标准可以进一步提高。而且大量的基金剩余不仅需要承受通货膨胀风险，也没有起到最大可能降低农民负担的作用。因此，政府需要进一步完善"新农合"的给付机制，提高补偿标准，改变大量基金结余的现状，提高农民的医疗服务可及性。

表 3.6   2008～2011 年大连市"新农合"基金收支使用情况

年度	筹集资金（万元）	支出（万元）	使用率（%）
2008	28547.07	24284.53	85.07
2009	31829.16	31643.47	99.42
2010	38010.71	36300.66	95.50
2011	51649.85	46043.05	89.14

（3）报销比例情况。

由表3.7可知，2008～2012年大连市"新农合"补偿比例与医院等级相关，医院级别越高补偿比例越低，乡级医院补偿比例最高，市级医院补偿比例最低。从时间轴看，不同级别医院补偿比例均大幅提高，乡级医院由2008年的60%提高到2012年的80%，县级医院从50%提高到70%，市级医院则从35%提高到50%。"新农合"的政策导向是积极引导农民就医向基层机构流动，一定程度提高了农民的基层医疗服务的可及性。不过这是在农民疾病能够在基层医疗机构得到合理诊治的情况下发生的，但现实是基层医疗服务机构诊疗能力有限，尤其是乡镇医院的大病诊疗能力不足问题普遍存在。所以尽管补偿比例高，但是农民大病的获益程度仍然有限。同样，县级医院诊疗能力也存在不足问题，大病或者特大疾病如果到市级医院治疗农民的负担会较重。可见，要想切实提高农民医疗服务可及性，不仅仅需要补偿比例的引导，还需要提高基层医疗服务机构的诊疗能力。

表3.7　　　　　2008～2012年大连市"新农合"报销比例　　　单位:%

年度	乡	县	市
2008	60	50	35
2009	65	50	35
2010	65	50	40
2011	70	55	40
2012	80	70	50

注释：报销比例为市级制定政策比例，各地区根据市级政策可以上下略有浮动，全市补偿政策不完全同样。

3.4.2　医疗服务利用情况分析

下面主要从"新农合"门诊报销、住院报销及基金流向三个方面分析"新农合"对农民医疗服务利用的影响。

（1）门诊报销情况。

由表3.8可知，2008～2011年大连市门诊的次均支出费用基本维持在85元左右，报销比例均为30%，次均补偿费用在30元左右，大约7次报销才能达到封顶线200元，但是此时门诊总共花销需要670元。门诊报销支出水平尽管比较稳定，但水平较低。门诊医疗服务没有得到快速增加。

随着村诊所门诊报销补偿机制的不断完善，将会极大地促进农民的医疗服务利用情况。

表 3.8　　　　　　　　2008～2011 年大连市"新农合"门诊报销情况

年度	平均费用		报销比例（%）
	次均支出（元）	次均补偿（元）	
2008	84	25	30
2009	88	27	30
2010	85	27	30
2011	88	33	30

（2）住院报销情况。

由表 3.9 可知，2008～2011 年大连市各级医疗服务机构的次均住院费用支出都呈现上升趋势。次均补偿额也随之增加（次均补偿额由次均支出扣除起付线后，按表 3.7 中的补偿报销比例计算而得）。以全市平均费用为例，2010～2011 年次均支出费用增加了 553.38 元，次均补偿额增加了 338.19 元，说明农民的经济负担更重了。实际报销比例方面，2010 年为 41.3%，2011 年为 43.4%，"新农合"的实际补偿比例的提高对缓解"看病贵"起到了一定作用。但是农民自付费用同样在不断增加，这意味着相关医疗费用的增长一定程度上削弱了"新农合"的补偿作用。2009～2011 年大连市农民自付费用占人均纯收入的比重分别为 23%、22.2%、20.4%，可见，所占比重尽管有所降低，但是降幅不大，说明农民的住院医疗费用负担仍然较重。综合分析可知，大连市"新农合"的实施一定程度减轻了农民的实际医疗费用负担，但是农民住院费用负担仍然较重，不利于农民的住院医疗服务利用。

表 3.9　　　　　　　　2008～2011 年大连市"新农合"住院报销情况　　　　　　单位：万元

年度	平均费用		市级		县级		乡级	
	次均支出	次均补偿	次均支出	次均补偿	次均支出	次均补偿	次均支出	次均补偿
2008	3856.19	1393.90	10815.41	2684.44	4164.87	1528.74	1794.38	947.53
2009	4160.03	1686.48	10145.40	2878.27	4253.69	1778.30	2243.91	1239.24
2010	4576.08	1889.49	12644.94	3526.04	4530.02	1941.76	2347.55	1377.76
2011	5129.46	2227.66	13863.09	3791.56	4715.62	2249.08	2614.46	1649.30

（3）基金流向情况。

由表 3.10 可知，2008～2011 年大连市"新农合"资金主要补偿了住院费用，门诊补偿所占份额较小。通过住院补偿数额比较可知，县级医院补偿数量最大，其次是乡级医院，最后是市级医院。通过增长速度比较可知，县级医院增速最大，增长了 1 倍多；市级医院增长了 1 倍；乡级医院增长不到 1 倍。"新农合"资金主要集中在县乡两级医院说明基层的县乡两级医院是农民住院的主要选择。乡级医院住院补偿的快速增长说明农民向基层医疗机构流动明显，实现了政策引导的目标，一定程度上缓解了农民的"看病难"和"看病贵"问题，提高了农民的医疗服务利用率。

本章从国家、省级、市级、地区四个层面，运用横截面数据或时间序列数据详细比较分析了"新农合"实施效果现状。在介绍中国"新农合"整体发展的历史过程和整体运行情况后，分别从省级、市级以及地区层面分析了"新农合"的实施效果情况。通过分析可知，"新农合"的广泛覆盖，提高了农民医疗服务的可及性，但辽宁省与其他省份相比，在补偿水平和受益水平方面均需要进一步提高。同时辽宁省省内各市实践中存在差异的问题也值得关注。而大连市"新农合"在促进农民医疗服务可及性和利用方面起到了重要作用，但也需要进一步深化"新农合"制度改革，不断减轻农民经济负担，促进农民医疗服务利用效率。

表 3.10　　　　　　　　2008～2011 年大连市"新农合"基金流向　　　　单位：万元

年度	总补偿	住院补偿				门诊补偿		
		合计	市	县	乡	合计	普通	账户
2008	21053	17953	4307	7792	5854	3100	2232	868
2009	29477	25213	5976	10832	8406	4264	2907	1357
2010	34957	31206	7288	13810	10108	3751	3394	357
2011	44070	39320	8739	19765	10816	4750	4629	121

2013 年，国家对"新农合"的大病补偿范围扩大到 20 种，并要求实际报销比例不低于 70%，有的高达 90%，这种报销比例目标的实现源于"新农合"基金、大病商业保险及医疗救助三个方面。但想真正实现报销比例达到 90% 的标准，则需要不断完善"新农合"与商业保险间的关系、"新农合"与社会救助间的关系，合理安排相应的制度设计并逐步完善制度的有效实施。

"新农合"对医疗服务可及性影响分析

　　为了解决农民"看病难""看病贵"问题，也就是提高农民医疗服务可及性问题，2003 年 1 月国务院办公厅转发了卫生部等各部门《关于建立新型农村合作医疗制度的意见》的通知，提出在全国农村建立医疗保障体系的目标。辽宁省于 2004 年开始"新农合"试点，大连市于 2005 年开始全面实行新型农村合作医疗制度。大连市"新农合"在过去的 7 年里运行效果到底如何？是否真正缓解了农村居民"看病难""看病贵"问题？农民对"新农合"的评价如何？"新农合"在具体的运行中还存在哪些问题？这些问题将是本部分主要关注的焦点。

　　为全面了解农民对"新农合"的最新认识和评价，考察"新农合"对农民医疗服务可及性和利用的具体影响，2012 年 9 月份，东北财经大学公共管理学院对大连市的几个代表性地区进行了实地抽样问卷调查以及对相关人员的访谈。调查问卷对象主要针对农民，访谈对象包括农民、基层医疗工作者以及大连市区的"新农合"工作人员。该调查问卷是分析可及性问题的主要数据基础。下面将对本次调查的实施情况进行具体说明，然后围绕"新农合"与医疗服务可及性的关系展开详细讨论。

4.1　调查实施说明与描述

4.1.1　调查实施说明

（1）调查目的。

　　通过对大连市农村居民的问卷调查和相关人员的访谈，旨在对大连市"新农合"开展的最新情况有所了解和把握，评价"新农合"的政策成效，了解农民对"新农合"的满意度，掌握"新农合"对农村居民"看病贵"

"看病难"的影响情况，发现新问题，完善"新农合"制度，促进农民的医疗服务利用效率，减少农村居民"因病致贫""因病返贫"的现象。

（2）调查对象。

选取大连市三个具有代表性的地区，如经济欠发达的旅顺李家村、"新农合"开展较好的金州区大魏家村，以及经济较发达的瓦房店市元台镇。李家村的主要调查对象是距离村诊所较近的村民，以考察村诊所发挥的作用；大魏家村的主要调查对象是距离乡镇卫生院较近的村民，以考察乡镇卫生院的作用；瓦房店市元台镇的主要调查对象是在中心医院就诊的农民，以实地观察和体验乡镇卫生院的作用。此外，我们还对基层的乡村医生、乡镇卫生院的医生以及大连市卫生局的工作人员进行了访谈。

（3）调查方法。

主要包括问卷调查和深度访谈两种方法。对旅顺李家村、金州区大魏家村、瓦房店市元台镇的农民进行随机问卷调查。调查人员经过专业培训，严格按照问卷内容进行调查，并与调查对象进行深入访谈，尽最大可能获取农民对"新农合"认知的相关信息。通过对市卫生局以及乡镇街道的卫生部门的工作人员进行深入访谈，了解最新的"新农合"政策以及具体实施中存在的问题。通过与基层的乡村医生、乡镇医生等医疗工作者的深入访谈，了解他们对"新农合"政策的认知情况和在具体工作中存在的问题与阻碍，他们的论断和分析为本书提供了非常真实的研究素材。

（4）问卷设计。

根据农民需求特点和调查目的的要求，参考相关专家、"新农合"工作人员的建议，设计具体的调查问卷。主要包括农民的一般家庭特征、个人特征、医疗服务利用情况、健康风险应对方式、"新农合"制度评价等共38个问题。所有问卷采用不记名填写。

（5）调查实施。

调查的实施时间是2012年9月10日到9月25日。问卷调查方式采用分层随机抽样，先按照经济发达程度抽取地区，然后按照各地区参合人数合理确定抽样比例，之后对各地区居民采用随机问卷调查。调查人员包括两名博士研究生、四名硕士研究生，总共发放问卷230份，其中有效问卷201份。调查过程中，各地卫生部门均给予了极大的支持和配合，保证了调查工作的顺利实施。

（6）数据统计。

调查数据采用计算机录入，并按照各问题进行编号处理，信息全部用数字代替，所有数据均用 SPSS 统计分析软件处理。

4.1.2 调查对象基本描述

表 4.1　　　　　　　　　调查对象基本情况统计分析

问题	选项	人数	占比（%）	问题	选项	人数	占比（%）
性别	男	101	50.2	自评健康	一般	56	27.9
	女	100	49.8		不好	25	12.4
年龄	18 岁及以下	2	1.0		非常不好	6	3.0
	19～30 岁	8	4.0	抽烟喝酒	没有	138	68.7
	31～40 岁	29	14.4		偶尔	46	22.9
	41～50 岁	37	18.4		经常	17	8.5
	51～60 岁	42	20.9	一次感冒费用	50 元以下	59	29.4
	60 岁以上	83	41.3		50～100 元	54	26.9
家庭人口	1 口人	13	6.5		100～200 元	35	17.4
	2 口人	65	32.3		200 元以上	53	26.4
	3 口人	87	43.3	上年总医疗费用	500 元以下	104	51.7
	4 口人	28	13.9		500～1000 元	44	21.9
	4 口人以上	8	4.0		1000～5000 元	43	21.4
文化程度	小学及以下	86	42.8		5000 元以上	10	5.0
	初中	84	41.8	患过大病	没有	177	88.1
	高中	23	11.4		有	24	11.9
	大专及以上	8	4.0	患大病消费是否降低	短时间会	29	14.4
职业	在家务农	130	64.7		不会	44	21.9
	出外打工	22	10.9		会，且时间长	128	63.7
	个体工商户	32	15.9	医疗费用解决方式	动用存款	173	87.4
	其他	17	8.5		和亲戚朋友借	91	46.0
年均收入	3 万元以下	131	65.2		贷款	4	2.0
	3 万～4 万元	27	13.4		用"新农合"报销	114	57.6
	4 万～5 万元	23	11.4		其他	6	3.0
	5 万～6 万元	8	4.0	预防保健措施	没有	90	45.7
	6 万元以上	12	6.0		健康体检	60	30.5
慢性病	否	125	62.2		老年人体检	52	26.4
	有	73	36.6		血糖检查	27	13.7
	不知道	3	1.5		高血压检查	35	17.8
自评健康	非常好	27	13.4		其他	1	0.5
	好	87	43.3				

表4.1为调查对象基本情况统计分析,其中:

① 男性占50.2%,女性占49.8%,男女比例基本均衡。

② 从年龄分布来看,50岁以上人口占62.2%,老人占多数,由于农村年轻人很多出外打工,所以年轻人较少。鉴于老人的健康较差,就医频率较高,更能通过自身感受说明"新农合"对"看病贵"和"看病难"的影响程度。

③ 家庭规模以两口人和三口人居多。

④ 84.6%的农村居民文化程度在初中以下,教育程度较低。

⑤ 绝大多数接受调查的农民以种地为生。

⑥ 年均收入30000元以下居多。

⑦ 36.6%的农民患有慢性病,这其中又以老年人占绝大多数。

⑧ 绝大多数的农民认为自身健康较好,认为不好及非常不好的比例仅占15.4%。这一数字表面上说明了目前农村健康状况较好,事实上可能存在与现实不符的情况,因为农民平时预防性体检较少,健康状况好坏完全凭主观感觉评判,容易造成自身健康的认知出现偏差,用当地乡镇医院院长的话说,"一旦检查全是毛病"。这一现象反映出了农民潜在健康风险的严重性。

⑨ 不抽烟喝酒的农民占大多数。这可能与调查数据的样本选择有关,绝大多数老人没有抽烟喝酒的习惯。

⑩ 治疗一次感冒的费用分布比较平均。占比最多的是支出50元以下,为29.4%,通过访谈了解到,这部分群体比较贫困,他们的应对方式是"能扛就扛",或者到药店买一些药,尽量避免较大的开支。选择200元以上的农民也较多,达到26.4%,这部分农民认为一旦感冒比较严重,就应该去医院打点滴,支出几百元属于正常现象。由此可见,起初农民是选择自我治疗,一旦病情比较严重时才到医院进行治疗。但是据农民反映,如果病情比较严重,治疗感冒的费用也较多。

⑪ 2012年的总医疗费用在1000元以下的农民占73.6%,这种经济负担大多数农民还能够承受,而5000元以上的比例占5%。这里的总费用是指个人的医疗总费用,不是全家费用的总和,可见一年的医疗费用占家庭收入比重仍然较高,这部分农民面临的直接问题就是"看病贵"。其中,

11.9%的农民患过大病，由此造成63.7%的人消费水平持续性偏低，可见患大病的经历使居民的福利损失较大。

⑫ 当发生大病医疗支出时，农民首选自我储蓄，比例高达87.4%。当我们试着问这种储蓄占总储蓄的比例多大时，他们的回答并不是很清楚，主要原因是由于家庭未来各种潜在开支较多，除了家庭的必备花销外，剩余部分财富均转为储蓄。从高达87.4%的所占比例看，大多数农民均存在这种为应对疾病风险而采取的预防性储蓄行为。在访谈中我们间接了解到，农民这种"患病能扛就扛"的思想，主要是出于"为儿子买楼""为儿女攒钱"的现实想法，这间接压制了农民的医疗服务需求。其实，农民采取用健康换取其他收益的这种做法并不可取。通过调查进一步发现，农民面对大病开支所采取的措施依次是自我储蓄、"新农合"报销、向亲戚朋友借款、贷款。可见，"新农合"已经成为农民支付医疗费用的主要方式，起到了减轻农民医疗负担的作用。在农村，由于家族观念比较强，像远亲近邻、朋友伙伴等社会资本对于缓解农民较重医疗负担起到了很大作用，一旦自我储蓄不够医疗支出，多数人会选择向亲戚朋友借款的途径，而很少选择贷款。

⑬ 在预防保健方面，45.7%的农民没有进行过任何检查。由于样本中老年人居多，面对大连市对60岁以上的老人进行免费体检的优惠政策，体检比例仍然较低的主要原因与农民自身健康保险意识密切相关。据乡镇医院院长反映，农村居民健康意识不强，即使是免费的，来检查的人仍然较少。当然这也不排除与宣传不到位有关，当地乡镇医院院长做出了进一步解释，即很多农民对乡镇卫生院的认识仍停留在改革以前，印象中普遍存在乡镇卫生院条件简陋、根本没有能力进行相应检查的片面认知，而事实上乡镇卫生院的条件得到了极大的改善，乡镇卫生院可以做很多免费检查，如肝功、血糖、肾病等高达8项诊疗的免费体检，且全部费用数额并不贵，质量也好，当天或者第二天就可以拿到结果，面对这种困境，确实需要加大宣传力度，提高居民的健康保险意识，加强医疗机构与群众间的有效沟通，增强相互间的信任度，才能让这项惠民的民生制度得到落实，使老百姓受益。不过，要想调动农民的参与积极性，政府可以进行更多有益尝试，如金州区大魏家村就专门针对体检村民安排"车接车送"服务，使得这项工作开展比较顺利。这再一次表明，只要政府承担相应的责任，并采取合

适的惠民措施，就能够增强农民对"新农合"的信任，进而提高对乡镇卫生院的信任。与此同时，信任程度的增强又能够进一步提升农民的参合积极性，最终实现农民和政府之间的良性互动机制，有利于"新农合"制度的可持续发展。

4.2 "新农合"与医疗服务可及性关系分析

表4.2为"新农合"的基本情况描述。主要描述了"新农合"的实施情况，以及农民医疗服务利用情况，下面做具体分析和阐述。

表4.2 　　　　　　　　　　"新农合"基本情况描述

问题	选项	人数	百分比	问题	选项	人数	百分比
参合情况	未参合	9	4.5	看病难的原因	医疗机构距离较远	29	14.9
	参合	192	95.5		挂号困难	51	26.2
其他保险	未参加	163	81.1	"新农合"是抵御疾病风险的有效手段吗	否	26	12.9
	参加	38	18.9		是	175	87.1
是否减轻负担	没有	53	26.4	门诊流向	村诊所	130	64.7
	有	148	73.6		乡镇卫生院	45	22.4
是否报销	门诊报销	51	25.4		县医院	22	10.9
	住院报销	41	20.4		市医院及以上	4	2.0
	均报销过	20	10.0	住院流向	村诊所	10	5.0
	没有	89	44.3		乡镇卫生院	36	17.9
报销比例	不了解	83	41.3		县医院	108	53.7
	了解	118	58.7		市医院及以上	47	23.4
整体评价	非常满意	30	14.9	有没有不必要的医疗支出	没有	101	50.2
	满意	109	54.2		有	100	49.8
	一般	51	25.4	是否继续参合	不会	23	11.4
	一般不满意	8	4.0		会	178	88.6
	非常不满意	3	1.5	可承受的缴费水平	60 元以下	43	21.4
应住院未住院情况	没有	170	84.6		60～100 元	93	46.3
					100～150 元	31	15.4
	有	31	15.4		150 元以上	34	16.9

续表

问题	选项	人数	百分比	问题	选项	人数	百分比
未住院原因	住院太贵	42	70.0	"新农合"存在问题	保障水平低	69	37.5
	离家太远	9	15.0		报销手续烦琐	32	17.4
	本地区条件不好	5	8.3		报销比例低	133	72.3
	觉得自己能熬过去	15	25.0		重治疗轻预防	20	10.9
看病贵	不贵	15	7.5		补偿不公平、透明度不高	21	11.4
	还可以	66	32.8		医疗费用增长过快	78	42.4
	贵	120	59.7	乡镇卫生院问题	医疗服务价格不合理	90	50.6
看病贵的原因	药费贵	162	94.7		医疗环境差	23	12.9
	检查费贵	123	71.9		医疗服务质量差	39	21.9
	住院费贵	112	65.5		医疗服务态度不好	39	21.9
	报销少	122	71.3		医务人员水平低	45	25.3
	其他	1	0.6		诊疗能力有限	84	47.2
看病难	不难	71	35.3	县市医疗机构问题	医疗服务价格过高	139	75.1
	还可以	82	40.8		病床紧张	50	27.0
	难	48	23.9		医疗服务质量较差	47	25.4
看病难的原因	看病花费较多	174	89.2		医疗服务态度不好	60	32.4
	基层机构条件较差	36	18.5		距离较远，就医不便利	45	24.3
	大医院资源紧张	35	17.9				

4.2.1 "新农合"实施情况

在所调查的对象中，95.5%的农民均参加了"新农合"，参合率较高。在调查中发现，未参合者大多是原来拥有城镇居民保险的居民，由于其从城镇居民保险中被迫退出，导致自己不能参与"新农合"制度。主要原因是他们虽然在农村生活，但是拥有非农户口。因此，如何实现城镇居民保险和"新农合"之间的衔接需要深入探讨。调查显示，大部分农民没有参加其他健康保险，是因为除了商业保险外，其余社会保险只按其中报销比例最高的一个进行报销，因此除非家境特别好的家庭同时参加城镇居民基本医疗保险与商业保险外，其余农民均参加了缴费较少的"新农合"。

　　据调查，有41.3%的居民对"新农合"的报销比例并不了解，这显然会影响农民对"新农合"的认识。87.1%的农民认为"新农合"已经成为他们提高健康水平、抵御疾病风险的有效手段。高达88.6%的农民愿意在政府报销水平越来越高的条件下，增加自己的个人缴费，其中选择能够承受最高缴费水平在60~100元的农民所占比例为46.3%，100~150元占15.4%，150元以上占16.9%，这说明农民的参合意识较强，甚至有的受访者回答，"为了健康，缴费多少都可以"或者是"看政府的补偿水平多少了"等比较乐观的答案。随着"新农合"制度的不断推进，如果使农民受益水平不断得到提升，则"新农合"制度可持续发展便有了坚定的群众基础。

　　调查中还发现，仍然有44.3%的农民没有用"新农合"报销过。这一方面说明农民身体健康良好，没有看过病，但也可能是由于部分农民并不了解具体的报销政策导致。此外，村诊所没有纳入报销范围也是重要原因。鉴于村诊所具有离农民较近的便利就医条件，使其更适合农民日常普通疾病的诊治。因为有乡镇医院医生反映，"乡镇卫生院获益的覆盖面较小，一般都是离乡镇较近的农民获益最大，农民出于就医便利性的考虑，往往不会因为省几十元钱而特意到乡镇医院就医"。这位医生还提到，"要想让更多的农民真正获益，最有效的手段是规范村诊所的管理，严格监督药品价格，这样才能让百姓直接获益"。另外，该医生认为"真正让农民'因病致贫''因病返贫'的还是大病，切实提高大病的补偿比例是关键，甚至可以取消门诊报销，只要药品价格真正零加成，那么农民经济能力也是可以承受的，基本药物价格比较低的同时也差不多能满足农民的基本医疗服务需求"。而对于门诊报销的情况，在此提出一个疑问，即可能存在农民过度需求的问题，这仍需要今后"新农合"实践的检验。

　　从"新农合"满意度选项的调查结果看，农民对"新农合"满意度较高。满意比例达到54.2%，非常满意为14.9%，满意水平总共达到70.1%。不满意和非常不满意的仅占5.5%。农村居民对"新农合"不满意的主要原因是实际补偿水平较低。在对"新农合"存在的问题调查中，高达72.3%的人认同此观点。医疗费用增长过快问题也值得注意，占比高达42.4%，如何控制医疗费用过快增长以及提高实际补偿比例，是提高农民对"新农合"满意度的关键。

4.2.2 农民对"看病贵"和"看病难"的看法

总体来看，调查对象多认为目前"看病贵"比较严重，"看病难"所占比例则相对较少。其中农民认为看病"不贵"的比例占7.5%，"还可以"的占32.8%，而认为"贵"的占59.7%。"看病贵"仍然是农民的主要感受。农民认为看病"不难"的比例占35.3%，"还可以"占40.8%，"难"所占比例最少，为23.9%，可见"看病难"有所缓解。不过从调查中发现，乡镇以下医院不存在"看病难"问题，县医院"看病难"有所缓解，但是市级以上医院仍然存在"看病难"问题。

针对"看病贵"的原因，首先是"药费贵"占比最大，达到94.7%，其次是"检查费贵"占71.9%，"报销少"占71.3%，"住院费贵"占65.5%。很多农民反映越是级别高的医院相应的费用越贵。另外，仍然有15.4%的农民没有按照医生的嘱托去住院，高达70%的人认为原因是看病贵。可见，农民目前主要关注的是"看病贵"问题。

"看病难"的原因中"看病花费较多"占89.2%，所占比例较大，这说明农民目前主要关注的焦点仍然是医疗费用支出，而"看病难"不是重点。正如我们当初设计问卷时所考虑的问题一样，很多农民会将"看病难"的直接原因归结为看病花费较多，因此这个选项设计还是合理的。"看病难"在一定意义上也包含"看病贵"。"基层医疗机构条件差"的比例占18.5%，"大医院资源紧张"的比例占17.9%，"医疗机构距离较远"的比例占14.9%，可见供方医疗服务可及性是影响"看病难"的主要因素。

为了具体说明"看病难"和"看病贵"原因，调查中，我们分别对乡镇和县市医疗机构存在的具体问题做了问卷调查。调查显示，乡镇卫生院存在的问题主要有：第一，"医疗服务价格不合理"（占50.6%）。尽管乡镇卫生院药品价格采用零加成，但有的农民却反映，乡镇卫生院有些药品价格高于药店价格，扣除补偿后与药店价格相近。第二，"诊疗能力有限"（占47.2%）。这是乡镇卫生院存在的现实问题。据相关医生介绍，乡镇卫生院如果进口较昂贵的器材却不经常使用，则相应的成本会非常高。加之农民对乡镇卫生院仍存在不认可的现象，这种"供方能力不强，需方不认可"的现实状况，造成乡镇卫生院没有动力去引进先进设备。另外，服务质量、医疗水平、服务态度也存在一定问题,这主要体现在医院的人才资源紧缺方面。据某位院长介绍,乡镇医院非常需要专业人才,他们医院甚至没有大学学历的工作人员,而且好的医生通常又不在医院办公,停薪留职现象很普遍。

不过从总体上看,相对于县市医院,乡镇卫生院为农民提供的医疗服务整体反映还不错。在县市医院,也存在很多问题,如"医疗服务价格"较高(占75.1%),"医疗服务态度不好""病床紧张"等。通过与相关医生访谈,我们了解到,县市级医院的诊治能力较强,一般的疾病均可以得到有效治疗,大多数农民在需要住院的时候通常选择县级医院的概率较大,而出于对县级医院诊治能力不足的担心,许多大病反而选择在市级及以上医院进行治疗。因此,应该提高县级医院的诊治能力,并提高其信誉度,合理控制医疗服务价格,尽量让农民在县域内得到高质量的服务,这样由于县级医院报销比例较高能够切实降低农民的实际医疗费用,也能缓解市级以上医院"看病难"的问题。

4.2.3 "新农合"对"看病贵"和"看病难"的影响

"看病贵"主要指医疗服务的价格超过了农民的可承受力。这里是从农民个人主观感受方面判断。调查中,73.6%的农民认为"新农合"有效减轻了自己的医疗负担。既然这么多人认为"新农合"有效降低了医疗负担,那为什么大多数人又回答"看病贵"呢?通过访谈我们了解到,主要是由于农民认为相对于没有报销而言,"新农合"确实降低了自付费用,但出于农民自身的一些亲身感受和经历,他们还是感觉看病较贵。主要原因为:①实际报销比例较少。最直接的感受是很多药品不能报销,自己估计的实际报销比例大约在30%左右,与名义报销比例有较大差距。②就医过程中存在医院区分"新农合"和非"新农合"患者问题。主要表现在虽然同一病房的名义医疗支出不一样,但是到最后实际支出却差不多的。当然,疾病程度和所用药品的不同,花销也不尽相同。所以农民不了解具体行医情况原因所造成。但这种现象已经影响了农民对"新农合"制度的不信任,值得关注。③医院存在"小病大治"的现象。很多农民反映,拿医保卡去医院治疗的开销要高于去药店。④有约一半的农民认为存在不合理的医疗支出。为什么农民感觉"看病贵",医疗费用的过快增长是否侵蚀了农民的就医权益?如何监督医生不合理用药行为应受到足够重视。

"看病难"主要指医疗服务的供方可及性较差。大体包括就医的便利性,如挂号、离医院的距离、获取合格医疗服务的机会、需不需要托关系才能找到好医生、病床是不是紧张等。从现实情况看,农民不太关注"看病难"问题,尽管这个问题在城镇,尤其是大城市仍然是焦点。但是为什么农民对"看病难"问题不敏感?这其中的原因可能与农民的就医行为有关,即除非大病或者特大病才去市级及以上医院,此时会不可避免地面对和城镇居民一样的"看病难"问题。否则村诊所、乡镇卫生院、县级医院是他们的首选,尤其是村诊所和乡镇卫生院。我们调查组访谈了一位乡镇中心医院院长,问题是"'新农合'是不是挽救了乡镇医院?",这名院长的回答是肯定的。乡镇医院的"起死回生"客观上解决了部分老百姓"看病难"的问题,受农民欢迎的程度较高。可见,"新农合"对缓解"看病难"起到了重要推动作用。

4.3　医疗服务可及性影响因素分析

从上面的分析我们可以初步了解"新农合"与医疗服务可及性的关系,即"新农合"与"看病难""看病贵"间的关系。基本的描述性统计有助于对"新农合"的开展情况有初步了解,但不利于更准确地分析农户特征对"看病难"与"看病贵"主观评价的影响。接下来本书将考察各种因素对"看病难"和"看病贵"的具体影响,识别不同因素对"看病难"和"看病贵"评价的影响差异,为更好地缓解农民"看病难"与"看病贵"问题提供政策参考。

4.3.1　计量经济模型与变量描述

从理论层面分析,影响居民"看病贵""看病难"感受的因素较多。结合基础理论分析,主要将其分为四类,分别是个体特征、家庭特征、医疗保障制度相关变量和主观倾向特征。被解释变量是主观评价的农民对"看病贵"和"看病难"的感受程度。"看病贵"主要包括三个层次,不贵、还可以、贵。"看病难"也包括三个层次，不难、还可以、难。所有数据仍然采用2012年9月东北财经大学公共管理学院对大连市的调查数据。表4.3为主要变量的统计描述。

表4.3　　　　　　　"看病贵"与"看病难"影响因素变量设定描述

变量	变量定义	变量	变量定义
被解释变量："看病贵"	不贵=1	被解释变量："看病难"	不难=1
	还可以=2		还可以=2
	贵=3		难=3
性别	女=1	是否患过大病	患过=1
年龄	18岁以下=1，60岁以上=6	慢性病	有=1
职业	在家务农=1，出外打工=2，个体工商户=3	患病严重程度	不严重=1，比较严重=2非常严重=3
教育水平	小学及以下=1，初中=2，高中=3，大专及以上=4	健康水平	非常好=1，好=2，一般=3，不好=4，非常不好=5
被解释变量："看病贵"	不贵=1	被解释变量："看病难"	不难=1
	还可以=2		还可以=2
	贵=3		难=3
参加"新农合"	参合=1	是否报销没有报销为参照组	门诊报销=1，住院报销=1，门诊住院报销=1
收入	3万元以下=1，3万~4万元=2，4万~5万元=3，5万~6万元=4，6万元以上=5	人口数量	1口人=1，2口人=2，3口人=3，4口人=4，4口人以上=5
是否存在不必要支出	存在=1	"新农合"是有效手段	是=1
感冒费用	50元以下=1，50~100元=2，100~200元=3，200元以上=4	住院倾向村诊所为参照组	乡镇卫生院=1，县医院=1，市医院及以上=1
缴费水平	60元以下=1，60~100元=2，100~150元=3，150元以上=4	门诊倾向村诊所为参照组	乡镇卫生院=1，县医院=1，市医院及以上=1

整体评价：非常满意=1，满意=2，一般=3，不满意=4，非常不满意=5

根据医疗服务可及性理论分析，将医疗服务可及性影响因素分析的具体模型设定为$Y = \alpha + \beta X + \lambda Z + \mu$，其中$Y$为被解释变量，代表自评感受的

"看病贵"和"看病难",模型(一)的被解释变量为"看病贵"程度,模型(二)的被解释变量为"看病难"程度(见表 4.4);X 代表是否拥有"新农合";Z 为其他解释变量,包括个体特征、家庭特征、医疗保障制度相关变量、主观倾向特征四部分内容;μ 为随机残差项。在具体的模型分析中,可能会根据解释变量的显著性进行具体的删减,以进一步拓展基础模型。

各类解释变量具体说明如下。

个体特征包括性别、年龄、职业、教育水平、是否患有慢性病、健康水平、是否患过大病、患病严重程度等解释变量。除了选取性别、年龄、职业、教育水平等基本因素外,本书还特意选取了有关健康的指标,理由是健康状况会直接影响他们的就医行为,会对"看病贵"和"看病难"有更直接的影响。患有慢性病、健康水平较差、患有大病及严重疾病的农民越发感觉"看病贵"或"看病难"。

家庭特征主要包括家庭年收入、人口数量等解释变量。由于"新农合"是以家庭参保,因此选择家庭年收入和人口数量这两个最主要的变量。年收入越低,可支配收入可能越低,对"看病贵"或"看病难"的感受可能越深。人口数量越多,抵御疾病风险的能力可能越强。

医疗保障制度相关变量主要包括是否参加"新农合"、是否了解"新农合"报销比例、是否报销过等解释变量。鉴于"新农合"主要是解决农民"看病贵"问题,所以应起到缓解的作用。而"看病难"面对所有居民,没有显著差异。"是否了解'新农合'报销比例"反映了对"新农合"的认知程度,与不了解"新农合"报销比例的农民相比,了解的农民对"看病贵"和"看病难"感受更深。与没有报销过任何费用的农民相比,报销过门诊或者住院的农民能有更深的感受。

主观倾向因素主要包括是否认为存在不必要的医疗支出、"新农合"是否是抵御疾病风险的有效手段、一次感冒的费用、缴费水平、整体评价、住院倾向、门诊倾向等解释变量。有些因素会显著影响"看病贵",如是否存在不必要支出、"新农合"是否是抵御疾病风险的主要手段、一次感冒的费用等。其中,"如果存在不必要的支出"及"感冒费用"越多,就越容易感受到"看病贵"。缴费水平的影响不确定,可能与健康状况和支付能力有关。健康状况越不佳和支付能力越强的人可能更愿意支付更多费用，因此对"看病贵""看病难"影响不确定。住院倾向、门诊倾向，以及整体评价会同时显著影响"看病贵""看病难"感受，如果农民不论门诊还是住院均选择较高级别的医疗机构，那么对"看病贵"和"看病难"的感受会更深刻，如果农民对"新农合"的整体评价较高，那么对"看病难"和"看病贵"的评价可能更好。

由于被解释变量是有序变量，因此采用有序 Probit 模型进行估计。

有序 Probit 模型的基本原理是，设有一个潜在变量 y_i^*，是不可观测的，可观测的是 y_i，本文 y_i 有 1，2，3 共 3 个取值。

$$y_i^* = X_i'\beta + u_i^*, \qquad (i = 1,2,3) \tag{4.1}$$

式（4.1）中，u_i^* 是独立同分布的随机变量，y_i 通过 y_i^* 按下式得到：

$$y_i = \begin{cases} 1（不贵或不难） & 如果 \quad y_i^* \le \gamma_1 \\ 2（还可以） & 如果 \quad \gamma_1 \le y_i^* \le \gamma_2 \\ 3（贵或难） & 如果 \quad \gamma_2 \le y_i^* \le \gamma_3 \end{cases} \tag{4.2}$$

其中，γ 为临界值，设 u_i^* 的分布函数为 $F(x)$，可以得到以下概率：

$$\begin{aligned} P(y_i=1) &= F(\gamma_1 - X_i'\beta) \\ P(y_i=2) &= F(\gamma_2 - X_i'\beta) - F(\gamma_1 - X_i'\beta) \\ P(y_i=3) &= F(\gamma_3 - X_i'\beta) - F(\gamma_2 - X_i'\beta) \end{aligned} \tag{4.3}$$

本书选取的分布函数 $F(x)$ 符合 Probit 模型，故用 Probit 模型进行估计。采用极大似然方法进行参数估计，估计结果见表4.4。

表4.4 "看病贵"与"看病难"影响因素分析结果

解释变量	模型（一）被解释变量："看病贵"		模型（二）被解释变量："看病难"	
	（1）	（2）	（3）	（4）
参加"新农合"	0.0740 (0.8835)		−0.1279 (0.7640)	
性别				
年龄				
职业			−0.1685 (0.1061)	−0.1683 (0.1062)

续表

解释变量	模型（一）被解释变量："看病贵"		模型（二）被解释变量："看病难"	
	（1）	（2）	（3）	（4）
教育水平			− 0.2350	− 0.2276
			(0.0702)	(0.0739)
是否患过大病	0.6568	0.6555	0.7001	0.7003
	(0.0588)	(0.0594)	(0.0477)	(0.0477)
健康水平			0.1888	0.1964
			(0.1131)	(0.0914)
慢性病	0.5287	0.5238		
	(0.0158)	(0.0155)		
患病严重程度			− 0.7918	− 0.7877
			(0.0028)	(0.0029)
收入			0.2066	0.2069
			(0.0152)	(0.0150)
人口数目	− 0.2324	− 0.2329		
	(0.0267)	(0.0263)		
了解报销比例			0.3797	0.3808
			(0.0544)	(0.0537)
存在不必要支出	0.4814	0.4820	0.3972	0.3936
	(0.0072)	(0.0071)	(0.0173)	(0.0180)
感冒费用			0.1914	0.1904
			(0.0187)	(0.0192)
缴费水平			− 0.2783	− 0.2725
			(0.0034)	(0.0034)
整体评价	0.5658	0.5644		
	(0.0001)	(0.0001)		
"新农合"是有效手段			− 0.5221	− 0.5191
			(0.0432)	(0.0442)
参照组：没有任何报销经历				
门诊报销	− 0.0692	− 0.0677	− 0.6620	− 0.6606
	(0.7727)	(0.7772)	(0.0035)	(0.0036)
住院报销	− 0.3589	− 0.3529	− 0.7888	− 0.8006
	(0.1728)	(0.1747)	(0.0035)	(0.0015)
门诊住院报销	− 0.6885	− 0.6834	− 1.1975	− 1.2142
	(0.0416)	(0.0420)	(0.0020)	(0.0008)
参照组：选择村卫生院住院				
乡镇卫生院	1.4009	1.3976	1.8968	1.8847
	(0.0044)	(0.0046)	(0.0003)	(0.0003)
县医院	1.2744	1.2814	1.5157	1.4812
	(0.0076)	(0.0071)	(0.0038)	(0.0037)
市医院及以上	1.6989	1.7031	1.6071	1.5795
	(0.0007)	(0.0007)	(0.0026)	(0.0026)

注：括号内为显著性水平。

4.3.2 实证结果与分析

表4.4为"看病贵"和"看病难"的主观感受影响因素分析结果。从列（1）和列（3）结果看，影响"看病贵"和"看病难"主观感受的因素不尽相同。其中，是否患过大病、是否存在不必要的支出、人口数量、整体评价、慢性病报销经历，以及住院倾向等显著影响"看病贵"。而影响"看病难"的主要因素是，是否患有大病、是否存在不必要支出、感冒费用、缴费水平、健康水平、是否了解报销比例、职业、患病程度、"新农合"是否是有效手段、教育水平、收入、报销经历以及住院倾向等。由于是否参合变量不显著，列（2）和列（4）为省略了"是否参合"因素影响的分析结果，模型（一）的结果没有显著差异，模型（二）中除健康变量变得更加显著外，其余变量没有显著差异，表明结果比较稳定。

（1）个体特征因素分析。

不同性别、年龄的影响没有显著差异，说明不论男女、年龄，感受的看病难易程度无差异，并没有因为性别和年龄差异而有所不同。

不同职业对"看病贵"没有显著差异，而对"看病难"有影响。在外打工以及个体工商户相对于纯务工农民来讲，"看病难"的程度有所降低，与纯务工农民相比，农民工一般在县城或者城市打工，个体工商户一般处在经济较好的地方，这些地方看病较便利，所以对"看病难"的感受有所减弱。

教育水平程度与"看病贵"无关，与"看病难"负相关。为什么教育水平越高，越感觉"看病难"程度小？主要原因是知识水平越高的农民会根据自身实际情况选择合适的医疗场所，而没有盲目去大医院就诊，有效避免了"看病难"问题。此外，这些高教育水平的农民一般居住在城镇，就医条件相对便利，对"看病难"感触更少。

患过大病的农民对"看病贵"和"看病难"有更深的体会。结果显示患过大病的经历与农民"看病贵"和"看病难"感受均正相关。一般大病在县市医院或者市级以上医院治疗，这些医院一般医疗服务价格高，并且资源相对紧张，因此更容易导致"看病贵"和"看病难"问题，这充分说明了大病患者依然面对着"看病贵"和"看病难"双重问题。

健康水平与"看病贵"没有关系，与"看病难"正相关。即越不健康的人越倾向感觉"看病难"，主要原因可能是不健康的人经常就医，就医便利性、挂号、检查等现实问题让他们越发感觉到"看病难"。

慢性病患者倾向于"看病贵"，而非"看病难"。这容易理解，慢性病患者医药开支比较频繁，这对于有些农民来讲也是不小的开支，但是这些药物在村卫生院或者药店都很容易买到，所以导致慢性病患者感觉"看病贵"，而非"看病难"。

患病严重程度与"看病贵"无关，与"看病难"负相关。一般而言，患病越严重，理应感觉到看病更贵，到大医院就诊应该更难，那为什么会出现与"看病贵"没有显著差异，同时感觉到看病反而容易呢？可能的原因有三个，一是农民对自身的疾病严重程度判断可能有一定偏差，答案的三个选项是不严重、比较严重、非常严重，在选择上可能没有做出准确的判断，结果偏重于强调疾病的严重程度。二是因大病放弃治疗的农民，即"小病拖大病、大病治不起"，往往造成对"看病难"认识的偏误。三是可能与治疗机构的选择有关，一般农民选择去县医院治疗大病。而目前县医院资源相对比较丰富，造成"看病难"问题的弱化。

（2）家庭特征因素分析。

家庭收入与"看病贵"无关，与"看病难"正相关。由于有65.2%的农民选择居民收入在3万元以下，6万元以上比例仅占6%，相对于高额的大病医疗费而言这样的收入水平仍相对较少，导致"看病贵"没有显著差异。之所以会产生越是收入高的人越感觉"看病难"的问题，可能的解释是收入越高的人，越倾向于去大医院。由于大医院资源紧张，"看病难"问题比较突出，因此比收入低的人更容易感到"看病难"。

人口数量与"看病贵"负相关，与"看病难"无关。人口数量越大，可支配的资源越多，或者心理上的优势，抵抗疾病风险的能力较强，导致"看病贵"的感受有所减弱。

（3）医疗保障制度相关因素分析。

参合与否均与"看病贵"和"看病难"无关，这说明是否参合对"看病难"和"看病贵"没有显著影响。进一步证明"新农合"仍然没有解决"看病贵"问题。从前面的分析可知，农民主要关注"看病贵"问题，而非"看病难"问题。当然这并非意味着农民看病不难，原因只是他们习惯去县级及以下医院看病，除非特大疾病才到市级及以上医院去治疗，这就是为什么农民普遍反映看病不难的原因。对于农民而言，是否参合并没有显著影响"看病难"差异，可见看病相对于他们自身而言并没有我们想象中的"难"。

是否了解报销比例对"看病贵"没有显著影响，但与"看病难"正相关。通过我们的实地调查发现，往往是那些经常看病的人才了解报销比例，且能比较准确地说出具体数字，因此他们对"看病难"更有感触。

相对于没有报销过的人，同时报销过门诊和住院的农民显著降低了"看病贵"和"看病难"的程度。这说明"新农合"对"看病贵"和"看病难"有所缓解。与没有报销经历的人相比，既报销过门诊费用也报销过住院费用的农民显然对"新农合"满意度较高，虽然这些农民也认为看病仍然贵，但是他们认为"新农合"还是有效地缓解了其经济负担，"看病贵"问题有所缓解。样本中76.6%的人住院选择县级及以下医院，从上面的分析可知，农民更关注的是"看病贵"，而非"看病难"，这些门诊住院均报销过的人对"看病难"问题更乐观，说明"新农合"对"看病难"起到了一定的缓解作用。

（4）主观倾向因素分析。

是否存在不必要的支出与"看病贵"和"看病难"正相关。如果有些农民认为存在不必要的医疗支出，就会直接影响到他们对"看病贵"和"看病难"的看法，而这大多是心理上的反应，但是却加重了农民的不满情绪。

感冒费用与"看病贵"无关，与"看病难"正相关。几十元或者几百元的感冒费用，农民可能还能支付得起，"看病贵"问题不突出。医疗费用越多，更多地表现为"看病难"。在调查分析中发现，一般的感冒如果离村诊所较近，村诊所就是其首选的诊疗地点，一般不存在"看病难"问题。但是乡镇医院的病床紧张比较普遍，比如在一个病床上有两个人打点滴，所以这里的"看病难"体现在资源可及性差方面。

缴费水平与"看病贵"无关，与"看病难"负相关。在调查中，普遍感觉到"看病贵"的农民居多，也正是这个原因，为了减少费用支出，农民的参合积极性较高。甚至有些农民表示，只要补偿水平较高，不论参合费多少都可以交，以防生大病时可以减少医疗支出。与此同时，缴费能力越强的人，收入也越高，可供他们选择的医疗服务机构也越多，所以"看病难"程度相对于其他人较低。

整体评价与"看病贵"正相关，与"看病难"无关。整体评价越不满意，"看病贵"的可能性越大，同样在"看病难"方面没有显著差异。

"新农合"是否是有效手段与"看病贵"无关，与"看病难"负相关。由此可知，"新农合"并没有有效减轻农民的负担，但是提高了医疗服务的可及性，通过村诊所和乡镇卫生院的建设，有效减轻了"看病难"的程度。

与选择村诊所作为住院的农民相比，选择乡镇卫生院、县市以及以上医院的农民更容易感觉到"看病贵"和"看病难"。这很容易理解，越是级别高的医院，"看病贵"和"看病难"程度越高。

4.4 结论和政策含义

（1）农民"看病难"得到有效缓解。

农民对"看病难"问题关注不多，"有钱就能看病"的说法是其中的典型代表，这主要与农民自身的环境和就医行为有关。总体而言，农民所说"看病难"现象并不主要是指在基层，大城市"看病难"依然存在。更进一步地讲，各级医疗机构"看病难"的具体表现方面不尽相同。县市及以下医院主要体现在诊疗能力不强方面，即能够提供合理、合格的医疗服务能力等方面作出改进。而市级以上医院则存在诸如病床紧张、需要托关系找医生、送红包才能进院的问题，说明市级以上医院的卫生资源仍然非常稀缺。所以，提高县级医院的诊疗能力是有效缓解农民"看病贵""看病难"问题的突破口，这一方面能缓解去大医院"看病难"的问题，另一方面也由于较高的补偿比例可缓解"看病贵"问题。只要县级医院诊疗能力得到确实加强，"看病难"和"看病贵"问题就能同时得到有效缓解。值得肯定的是，"新农合"的开展对县级医院的推动作用非常明显。目前，县级医院为了更好地满足农民的医疗需求，有动力去购置新设备并提高医疗服务质量，有效提高了医疗服务的可及性。"新农合"的开展对提升乡镇卫生院的服务能力同样起到了重要推动作用。村诊所的普及与筹建，也有效缓解了农村居民"看病难"的问题。

（2）"看病贵"有所减轻，但农民负担仍然较重。

农民对"新农合"的整体评价较高，"新农合"制度获得了农民的认可。但是目前农民面临的"看病贵"问题并没有明显减轻，尤其是大病医疗费用仍是家庭的较重负担。重特大疾病需要到市级及以上医院治疗，而这些医院补偿比例较低，造成自付负担较重。农民平时不注重保健和预防的行为，导致一旦发现重大疾病，所需花费更多，甚至会出现放弃治疗现象。因此，"新农合"对解决农民"看病贵"问题改观不大。

对于农民而言，小病一般不存在"看病难"和"看病贵"问题，而大病却同时面临"看病难"和"看病贵"问题，且表现形式不同。不论在县医院及市以上医院均存在"看病贵"问题，而县医院"看病难"问题主要表现在服务能力方面，市以上医院"看病难"问题主要表现在医疗资源的稀缺方面。由于城市"看病难"依旧突出，并且"新农合"制度和城镇医疗保险制度并不统一，仍存在很大的补偿待遇不公平问题，因此短时间内大城市的医疗机构对于农民而言费用仍然较贵。鉴于县级医院在农民就医便利性及费用开支方面的优势，应大力提高县级医院的服务能力，整合县级医院的资源，重新调整卫生资源在城乡间的分配，并不断完善"新农合"制度，提高补偿水平，使县级医院在解决农民"看病贵"和"看病难"问题上发挥重要的作用。

（3）医疗服务可及性感受与个人特征有关。

通过对影响农民医疗服务可及性感受的影响因素分析可知，医疗服务可及性感受受到个人特征以及个人经历的影响，由此得出的观点为：①"新农合"缓解了农民"看病贵"和"看病难"问题，特别是有过报销过门诊和住院经历的农民感触更深，这说明了"新农合"的积极作用。②农民更多关注的是"看病贵"，而非"看病难"。由于农民大病的主要就医地点是县级医院，除非特大病才会选择去市级及省级医院，那样也会面临和城镇居民一样的"看病难"问题。③患过大病的农民能更多地感受到"看病贵"和"看病难"，这说明"新农合"的大病补偿机制仍需完善，大病选择级别越高的医院同样会面临"看病难"问题。④农村慢性病的存在普遍加重了农民的负担。⑤乡镇医院"看病难"表现的是人才资源紧缺、病床资源紧张及诊疗能力非常有限等方面。而县级医院则主要体现在大病医疗服务能力方面。

因此，为有效缓解农民"看病贵"和"看病难"问题，提高农民的医疗服务可及性，应作出如下努力：①继续提高住院报销比例，提高农民受益程度，并逐步将农村门诊报销纳入报销范围，提高农民就医便利性；②改革"新农合"支付方式，促使医院多使用基本药物目录范围内药品，减轻农民负担；③应进一步加强农村诊所和乡镇医院建设，并在人才、设备、管理等方面提供足够的支持，充分发挥"守门人"作用；④提高县级医院的服务能力，并完善公立医院的治理结构，努力调动农民、政府和医疗机构的积极性，创新激励机制；⑤加强监督，包括对医疗服务机构的监督和"新农合"管理机构的监督，其中应不断发挥民间团体的监督作用，并将农民群体引入监督机制中，进而不断建立多边参与的监督体系，防止医疗服务的合理性和医疗费用的过快上涨。

"新农合" 对医疗服务利用及平等性
影响分析

5.1 "新农合" 对医疗服务利用影响分析

医疗服务利用主要包括两部分：一是农民决定是否参与医疗消费；二是在决定采取医疗措施后，选择花费医疗支出数额，在具体用这两个维度度量医疗服务利用的情况时，尤其要考察"新农合"对医疗服务利用的具体影响。

关于医疗服务利用的理论分析在文献综述中有具体阐述，主要是古斯曼（Grossman）的健康投资需求理论和安德森（Andersen）医疗服务利用模型，本书选取的主要解释变量有性别、年龄、人均年收入、医疗点的距离、教育程度、职业、是否参加保险、是否有慢性病、是否吸烟，以及是否听说过艾滋病以及自评健康状况。通过理论分析可知，年龄、收入、教育水平、职业、是否拥有保险等均是影响农民医疗服务利用的重要变量。随着农民年龄的增长，健康资本的折旧率增加，一般会引起健康需求的减少，也使得实际健康资本减少。在需求缺乏弹性的时候，健康资本供给的减少超过了健康需求的减少，因而人们对健康投资的需求会增加。收入对健康投资的财富效应和健康效应对健康投资的作用相反，结果待定。当需求曲线的弹性小于 1 时，受教育程度更高的人有更高的健康需求，而对医疗支出的需求减少。与从事体力劳动者相比，脑力劳动者的健康水平更高，因此健康投资可能较少。拥有医疗保险的人有更高的医疗服务利用效率，进而越容易发生医疗支出。本文将结合实际情况对以上各因素对农民医疗服务利用的具体影响进行分析。

5.1.1 数据来源与变量描述

由于 2008 年辽宁省统计局的调查数据有更详尽的农民医疗服务利用信

息,且调查样本较多,因此拟用该调查数据作为医疗服务利用的分析基础。该调查由辽宁省统计局组织实施,主要目的是了解城乡居民的医疗保障与健康状况。问卷采用概率比例规模抽样,总共抽取20个县,然后每个县随机抽取2个村或社区。其中,城镇样本总共包括4280户、12826人,农村样本总共包括5319户、17515人。调查问卷共分家庭一般情况、住户成员健康询问、卫生服务利用、医疗保障制度四部分。其中收集了城乡居民健康状况、教育、从事职业、家庭收入、参合现状、医疗支出等多项城乡居民的基本信息。由于本书的研究对象为农村居民,因此仅选取农村地区样本的样本数据库。考虑到15周岁以下人员健康状况较好,为避免产生选择性偏误,主要选取15周岁以上的调查样本进行研究,因此去除数据不完整的个体数据后最终共选取5689个样本作为本书实证分析的数据基础。

表5.1为2008年辽宁省统计局组织实施的"城乡居民医疗保障与健康"调查数据的基本统计描述。

表5.1 　　　　　　　　　　　主要变量描述统计

变量	变量定义	均值	标准差
自评健康水平	很好 = 0,好 = 1,一般 = 2,差 = 3,很差 = 4	0.69	0.89
是否参加保险	参加保险 = 1,未参加 = 0	0.93	0.26
医疗支出	人均每月药品医疗支出	21.72	59.45
性别	男性 = 1,女性 = 0	0.50	0.50
年龄	实际年龄	44.31	15.35
年龄分组: 17~25岁 为参照组	26~35岁 = 1	0.15	0.35
	36~45岁 = 1	0.24	0.43
	46~55岁 = 1	0.25	0.43
	56~65岁 = 1	0.15	0.36
	66~75岁 = 1	0.05	0.21
	76岁以上 = 1	0.03	0.17
收入	人均年收入	4409	4925
收入分组: 1000元以下为参照组	1001~3000元 = 1	0.36	0.48
	3001~5000元 = 1	0.34	0.47
	5001~7000元 = 1	0.12	0.35
	7001~10000元 = 1	0.07	0.25
	10001元以上 = 1	0.05	0.22

变量	变量定义	均值	标准差
离医疗点距离	不足1公里=0，1~2公里=1， 3~4公里=2，5公里及以上=3	0.35	0.71
教育水平	小学以下=0，初中=1，高中技校及中专=2， 大专大学及以上=3	0.89	0.70
职业	失业、半失业者=0，纯农民=1， 农村务工人员=2，非农村务工人员=3	1.26	0.73
是否有慢性病	有慢性病=1，没有=0	0.12	0.33
是否吸烟	吸烟=1，否=0	0.69	0.46
是否听过艾滋病	是=1，否=0	0.88	0.32

表5.1为主要变量的描述统计。被解释变量主要有每月的实际医疗支出——代表医疗服务利用情况，以及是否发生医疗消费支出——代表医疗参与行为，并将农民每月没有发生医疗支出的被解释变量设置为0，则发生医疗支出的被解释变量则设置为1。健康状况用自评健康表示，具体问题是"总体来说您认为目前的健康状况如何？很好、好、一般、差、很差"，把回答"很好"定义为0，"好"定义为1，"一般"定义为2，"差"定义为3，"很差"定义为4。其中，54.3%的农民认为自身健康状况"很好"，28.1%的农民认为自身健康状况"好"，只有4.5%的农民认为自身健康"差和很差"。这说明总体上农民自我感觉的健康状况较好。此外，将性别、收入、年龄、教育水平、职业、离医疗点距离、是否有慢性病、是否吸烟，以及是否听说过艾滋病等个体特征变量和医疗供给变量也纳入分析范围，借以考察个体特征和医疗服务可及性等变量对医疗服务利用的具体影响。

5.1.2 计量经济模型与估计方法

根据医疗服务利用理论，根据 Grossman 模型和 Andersen 模型，将医疗服务利用影响因素分析的基本回归方程设定为：$Y = \alpha + \beta X + \lambda Z + \mu$，其中 Y 为被解释变量，表示每月的药品医疗支出情况，X 为主要解释变量，表示是否拥有保险的个人特征，Z 为其他控制变量，如健康状况、年龄、教育水平、职业、是否有慢性病等。详细统计描述如表5.1所示。由于医疗支出数据的特点是存在很多医疗支出为零的样本，因此如果在实证分析中忽视这些样本，直接用最小二乘法估计分析将导致样本选择的误差。另外，如果直接对所有样本进行分析，也忽视了是否发生费用以及发生多少费用这两种决策的差异，也会产生偏误。

　　Heckman 两步法是解决选择性偏误的常用方法，但是这个方法在处理医疗支出时并不适用①。主要原因有两个，一是技术层面，Heckman 两步法要求第一步选择方程和第二步支出方程的残差项满足联合正态分布，否则就会引起更大的误差（Duncan，1983；Goldberger，1983），而医疗支出一般不能满足这一要求。二是从决策过程看，Heckman 两步法强调自选择过程，如果忽视这个过程，相当于存在遗漏变量现象，直接做第二步回归所估计出的系数则是有偏的。我们可以这样理解，是否有医疗支出由病人决定，而医疗支出的多少主要由医疗服务机构决定，将两者的决策过程分成独立的两部分。两部分模型将医疗消费分成两个阶段，第一个阶段是人们决定是否参与医疗服务消费；第二个阶段是有医疗消费的条件下，决定医疗支出的大小。这种方法是将两个阶段的决策视为有序的并且相互独立。因此第一阶段本文主要采取二值 Probit 模型进行估计，而第二阶段主要采用医疗支出的线性方程进行估计。

　　用数学表达即为：第一部分用 Probit 模型估计农民是否发生了医疗支出：

$$I_i = l \ (\beta_1 X + Z_i' \beta_2 + \mu_i > 0) \tag{5.1}$$

随机扰动项 μ_i 服从标准正态分布，如果医疗支出大于 0，$I_i = 1$，否则 $I_i = 0$。第二部分用线性模型估计非零的医疗支出（对数）：

$$\log \ (Y_i | I_i = 1) \ = \alpha_1 X + Z_i' \alpha_2 + \nu_i \tag{5.2}$$

随机扰动项 $\nu_i \sim N \ (0, \sigma_\nu^2)$，$\mathrm{Cov} \ (\mu_i, \nu_i) \ = 0$。两部分模型将零和非零的医疗支出分开，假设是否消费医疗服务和消费多少医疗服务的决策是相互独立的。

5.1.3　实证结果与分析

　　从微观个体层面研究医疗消费行为能够详细分析个体或社会特征对医疗费用的影响，从而找到影响医疗消费支出的不同因素，便于提出可操作

---

① 封进. 健康需求与医疗保障制度建设：对中国农村的研究 [J]. 上海：上海三联书店，2009：65.

性的政策评价工具，进而提出相应对策以提高整体医疗体系的运行效率。运用两部分模型，可以考察农民医疗支出的影响因素，揭示农民健康投资需求方面的差异，为"新农合"的制度再设计提供参考。

（1）是否进行医疗消费的影响因素。

由表5.2的分析结果可知，是否参加保险对是否发生医疗支出没有显著影响，说明"新农合"对医疗服务利用效率的促进作用并没有有效发挥。

离医疗点距离、职业、自评健康和人均收入四个变量非常显著，且均为正向影响。具体解释为：离医疗点距离越远，发生医疗支出的可能性越高。这看上去令人费解，农民距离最近的诊所越远，应不利于医疗服务利用，但为什么距离医疗点越远，发生医疗支出的可能性越高呢？主要原因有可能是离最近的医疗点越远的地区经济越不发达，导致收入水平较低，以体力劳动为主的大多数农民的健康资本折旧更快，导致不健康状况发生的概率越大，因此为了维持生计必须及早地恢复健康，导致发生医疗支出的可能性越大。

相对于从事纯体力劳动的非农劳动者更容易发生医疗支出。从事非体力劳动者一般收入较高，当发生疾病时有能力进行及时治疗。同时这部分高收入群体平时对自身健康状况更加重视，自身的健康意识更强，因此也更容易发生医疗支出。这也说明收入是影响医疗支出的重要因素。

表5.2 医疗参与方程回归结果

变量	回归系数	P 值
是否参加保险	−0.0817	0.5119
性别	0.0429	0.5544
离医疗点距离	0.1582	0.0032
文化程度	0.0692	0.1816
职业	0.0942	0.0631
是否有慢性病	−0.0006	0.9958
是否吸烟	0.0582	0.4532
是否听过艾滋病	0.1491	0.1053
自评健康	0.1250	0.0050
人均收入对数	0.1527	0.0000

续表

变量	回归系数	P 值
15～25 岁为参照组		
26～35 岁=1	0.0888	0.4330
36～45 岁=1	0.1385	0.1918
46～55 岁=1	0.1250	0.2474
56～65 岁=1	0.1888	0.1294
66～75 岁=1	0.1609	0.3559
76 岁以上=1	0.2290	0.2879

注：P 值为参数显著性水平。

自评健康越不好的农民发生医疗支出的可能性越大，意味着农民需要对健康进行积极投资，也表明了农民对健康风险具有一定的风险规避意识。通过对大连市的实地考察，我们发现当农民遇到一般的常见疾病时，能够及时地进行治疗，不过采用自我治疗或者就近到村诊所和乡镇卫生院是首选。

除此之外，性别、文化程度、是否有慢性病、是否吸烟、是否听过艾滋病等特征个体因素对发生医疗支出均没有显著影响。

综上所述，农民的收入水平和自身健康状况是发生医疗支出的主要影响因素。这与我们对大连市的实地调查结果相吻合，即大多数农民表示，一旦生病便会采取相应的治疗措施。如果农民认为自身健康状况不佳，他们会根据疾病的严重程度，就诊方式会理性地在药店、村诊所、乡镇医院或者县医院之间进行选择。而此时收入水平是显著影响农民就医的主要因素，高收入者更倾向于去医院，而低收入者多采取自我治疗或者到药店及村诊所等价格比较低廉的场所就医。说明农民会根据自身的疾病情况和经济情况，尽量选择自己能够承受的治疗方式，足见农民的看病行为是比较理性的。

（2）影响医疗支出大小的因素。

为了识别拥有保险和自评健康的交互作用，在模型（一）的基础上，引入两者的交叉项，用以考察保险和自评健康的交互作用对医疗支出的影响。模型（二）引入离医疗点距离和自评健康的交互项，用以考察医疗的供方可及性和自评健康的相互作用对医疗支出的影响。实证分析结果见表 5.3。

表 5.3 医疗支出方程回归结果

变量	模型（一）		模型（二）		模型（三）	
	回归系数	P 值	回归系数	P 值	回归系数	P 值
是否参加保险	−0.0898	0.0000	−0.1078	0.0000	−0.1101	0.0000
保险×自评健康			0.0383	0.0000	0.0510	0.0000
性别	0.0007	0.7513	−0.0008	0.7472	−0.0007	0.6009
离医疗点距离	−0.0403	0.0000	−0.0393	0.0000	−0.0561	0.0000
距离×自评健康					0.0208	0.0000
文化程度	0.1233	0.0000	0.1229	0.0000	0.1206	0.0000
职业	0.0172	0.0000	0.0172	0.0000	0.0163	0.0000
是否有慢性病	0.3435	0.0000	0.3509	0.0000	0.3482	0.0000
是否吸烟	0.0592	0.0000	0.0581	0.0000	0.0599	0.0000
是否听说过艾滋病	0.0526	0.0000	0.0509	0.0000	0.0596	0.0000
自评健康	0.1062	0.0000	0.0684	0.0000	0.0504	0.0000
人均收入对数	0.2511	0.0000	0.2534	0.0000	0.2538	0.0000
15~25 岁为参照组						
26~35 岁=1	0.1557	0.0000	0.1557	0.0000	0.1629	0.0000
36~45 岁=1	−6.28E−05	0.9762	0.0011	0.6656	−0.0033	0.1028
46~55 岁=1	0.1190	0.0000	0.1219	0.0000	0.1194	0.0000
56~65 岁=1	0.2771	0.0000	0.2807	0.0000	0.2757	0.0000
66~75 岁=1	0.4473	0.0000	0.4445	0.0000	0.4479	0.0000
76 岁以上=1	0.0741	0	0.0744	0	0.0728	0

从表 5.3 的结果可知，除性别外，其余解释变量均非常显著，且模型（一）和模型（二）的结论非常相似，说明结果比较稳定。其中，有保险者的医疗支出更少，这说明"新农合"对减少医疗费用支出起到了积极作用，一定程度上减轻了农民"看病贵"的问题。从保险和自评健康的交叉项为负表明，拥有保险者的自评健康越差医疗支出越少，说明"新农合"有效降低了农民的医疗费用支出。

其余解释变量的影响关系如下：离医疗点距离越远，农民发生的医疗支出越少。说明离最近的医疗点越远，导致农民就医越不便利，因而发生的医疗支出较少。离医疗点距离和自评健康的交互项显著为正相关，表明与医疗可及性好的农民相比，健康状况越不好的农民的医疗支出越多。可能的解释是，农民通常存在"小病不重视而逐渐转变为大病"的问题。由于医疗供方可及性较差的原因，农民生病时的不重视而没有采取及时治疗措施往往造成病情加重，导致农民的医疗支出反而增加。这凸显出医疗服务可及性的重要性。加强基层卫生院建设，提高农民的医疗服务可及性，是解决偏远地区农民"看病难"问题的关键。

教育程度越高的农民相对应的医疗支出越多。这与理论预期相反，教育程度更高的农民其"健康资本"相对较高，因而所需要的医疗支出相对较低。但是在我国农村，由于经济发展较低，教育程度较高的人其健康状况未必好，由于其仍是以体力劳动为主，他们对医疗服务的需求仍然是属于初级诊疗阶段，还没有上升到高级的预防保健阶段，只是由于教育程度相对较高对其自身健康更加重视，所以当生病时能够及时治疗，或者在日常生活中能够进行必要的预防，因此医疗支出相对较多。

从所属的职业看，相对于纯体力劳动者，非体力劳动者的医疗支出较多。从健康需求分析中可知，非体力劳动者的健康状况好于纯体力劳动者，这里的较多医疗支出是由于增加了预防保健的支出，或者接受了质量更好的医疗服务。

拥有慢性病的患者的医疗支出较多。这个容易理解，慢性病需要长年累月的药物治疗，因此医疗支出相对较多。在对大连市的实地考察中发现，目前农村老人患慢性病患者较多，诸如高血压、糖尿病、心脏病等常见病非常普遍，这些疾病不仅带来一定程度的经济负担，而且会带来极大的生理和心理上的痛苦。在大连瓦房店市云台镇中心医院的考察中，通过对60岁以上的农民进行免费体检发现老人们身上的疾病特别多。用院长的论述就是"这些老人一检查全身都是病"，由此可见，农村居民的慢性病状况不容忽视。慢性疾病的发生常与日常生活息息相关，农民的日常劳作加剧了疾病发生的可能性，但由于工作性质往往使农民生病时采取"拖"的方式，导致疾病问题越来越严重。针对农民特点，笔者认为，农村就医的便利性对农民看病就医行为起到非常关键的作用。农民不愿意花费太多时间和精力去及时地治疗，除非当疾病变得严重时才不得不采取治疗措施。用农民的话就是"能拖就拖，庄稼的活太忙，走不开"。对于一般疾病，村诊所是农民最常去的就诊场所，在调查中发现，有些地区村诊所的设施逐渐完善，有力地提高了农民的医疗服务利用。慢性疾病在农村的普遍性，必须引起足够重视，不仅需要必要的治疗，及时的预防更是关键。应在农村广泛宣传健康知识以增强农民的健康意识，是有效减缓慢性病发生的重要途径。

吸烟的农民医疗支出相对较多。由吸烟所引起的疾病较多，严重危害农民的健康水平，像气管炎等慢性病和严重的肺癌等均与吸烟有密切关系，一旦发生疾病导致医疗支出必然增多。因此，在农村积极倡导健康的生活方式也是非常必要的。"听过艾滋病"的农民发生的医疗支出较多，说明信息认知较高的人健康意识较强，平时的预防性医疗支出相对较多。从对大连市的实际调研分析，农民的大多数医疗支出是必要的，即只有当生病的时候才去就医，医疗服务行为是被动的，此外农民的医疗服务行为仍然处于初级阶段，即积极主动预防的行为较少。

农民的收入越高，医疗支出越多。收入对医疗支出的影响有两种效应，一是财富效应，即医疗消费一般为正常品，收入越高的人越有能力支付相应的医疗支出；二是健康效应，收入越高的人其健康状况越好。正如在理论概述中的健康需求分析所证明的那样，由于其健康资本存量较多，因此其医疗支出相对较少。收入对医疗支出的影响为正，说明目前在我国农村存在财富效应强于健康效应的现象，收入能力仍然是影响医疗支出的重要因素。

年龄因素的影响作用也值得关注。除36～45岁年龄组与最低年龄组没有显著差异外，其余年龄段的农民医疗支出均比最低年龄多，但是不同年龄段的影响程度有所差异，这符合理论预期。原因主要体现在以下两方面，一是"健康资本折旧"随着年龄增长而增加，导致农民健康状况不佳的可能性更高，所以相应的医疗支出可能较多，因为农民需要进行必要的健康投资来弥补"健康资本的折旧"，努力使健康资本尽量维持在一定水平以保持健康状态。但相对于年轻人而言，老年人身体所患疾病更多，并以慢性病为主。为了尽量保持身体健康状态，老年人也会进行必要的康复手段。

但是由于年纪较大，健康作为人力资本所产生的收益也在不断地下降，从成本收益角度讲，人们对健康的需求会随着年龄的增加而减少。在调研中发现，当农民深感疾病非常严重时，或者认为再深入采取治疗的措施是完全没有必要的时候，他们就会减少相应的医疗支出，有时甚至会出现放弃治疗的现象。正是这两种作用的相互影响导致各年龄段的农民医疗支出有所差异。

5.2 "新农合"对医疗服务利用平等性影响分析

5.2.1 变量选取与方法

本部分将对医疗服务利用的不平等进行度量，并估计"新农合"对医疗服务利用不平等的贡献。数据来源仍然采用 2008 年辽宁省统计局调查数据（见表 5.1 ~ 表 5.3）。并将利用表 5.3 的分析结果计算医疗服务利用的不平等性。按照本节的分析目的，被解释变量仍然是医疗服务利用——用医疗消费支出表示。解释变量主要分为需求变量和非需求变量两种，需求变量是指与健康需求密切相关的变量，而非需求变量主要包括个体特征等经济变量。其中需求变量主要包括自评健康、是否有慢性病、性别、年龄等，而非需求变量则主要有是否参加保险、职业、教育程度、收入、离医疗点距离、是否吸烟、是否听说过艾滋病等特征变量。

为了考察"新农合"对医疗服务利用平等性的影响，我们主要采用O'Donnell（2008）、Van Doorslaer（2003）和 Wagstaff（2002）的方法估计个体"需要的"医疗服务利用。其中标准化方法包括直接标准化和间接标准化，由于直接标准化需要分组，而间接标准化既可以使用分组数据，也可以使用个体数据，一般在研究中多采用间接标准化方法。本书也采用间接标准化方法。其具体步骤如下，首先估计医疗服务利用的影响因素，如式（5.3）所示。

$$y_i = \alpha + \beta\mathrm{lnincome}_i + \sum_k \gamma_k x_{ki} + \sum_p \delta_p z_{pi} + \varepsilon_i \tag{5.3}$$

其中，y_i 代表个体的医疗服务利用情况。

解释变量主要分为三类，第一类为个体收入，用 $\mathrm{lnincome}_i$ 变量表示；

第二类为需要变量 x_k，表示 k 个直接与人们的健康需要相关的变量，主要包括疾病的严重程度、年龄、性别及身体自评健康状况等；第三类为非需要变量 z_p，主要是指 p 项个体特征和家庭特征变量，如职业、教育程度、医疗保险情况、家庭成员数量等。α、β、γ_k、δ_p 分别为带估计的参数，ε_i 表示随机误差项。

以上变量能够度量医疗服务利用情况，但还不能对不平等进行分解。Wagstaff 等（2003）提出的不平等分解方法被广泛应用于医疗利用不平等领域。与收入相关的医疗服务利用不平等可用集中度指数（CI）度量，其表达式为：

$$CI = \frac{2}{ny^m} \sum_{i=1}^{n} y_i R_i - 1 \qquad (5.4)$$

其中，y_i 表示个体 i 的医疗服务利用情况；y^m 为 y_i 的均值；n 为样本总量；R_i 是个体 i 在收入分布中的相对位置。CI 的取值范围为（-1，1），如果 CI 为正数，则意味着 y 的分布有利于富人，表明富人较穷人更多地利用医疗服务；如果 CI 为负数，那么 y 的分布有利于穷人，表明穷人更多地利用医疗服务。

y 的集中度指数为每个影响因素 x_k 的集中度指数的线性组合，因此可将 y 分解为：

$$CI = \eta_r CI_{\text{lnincome}} + \sum_K \eta_k CI_{x,k} + \sum_p \eta_p CI_{z,p} + GCI_\varepsilon \qquad (5.5)$$

其中，CI_{lnincome}，$CI_{x,k}$，$CI_{z,p}$ 分别为收入的集中系数、需要变量的集中系数及非需要变量的集中系数；η_k 含义是 x_k 对 y 影响的弹性，具体表达式为 $\eta_k = \gamma_k x_k^m / y^m$，$x_k^m$ 为 x_k 的平均值。

医疗服务利用集中指数 CI 包含了由于个体健康状况等需要变量的不同所导致的差异，但是这类需要类变量的差异并不涉及医疗服务利用是否公平，所以将需要类变量导致的差异排除，从而得到公平指数 HI，代表医疗服务利用水平不平等程度，其基本含义是相同医疗需求是否得到了相同的满足。HI 的具体表达式为：

$$HI = CI - \sum_K \eta_k CI_{x,k} \qquad (5.6)$$

如果 HI 不为零，那么医疗服务利用就存在不平等现象。HI 指数越大，不平等问题越严重。若 HI 指数为负值，说明穷人利用更多，不公平偏向穷人；若 HI 指数为正值，说明富人利用更多，不公平偏向富人。

5.2.2　不平等分解结果与分析

根据式（5.3）和式（5.4）计算医疗服务利用的集中指数（CI），然后根据公式（5.6）进一步考察医疗服务利用的公平性，将集中系数中与医疗服务需求相关的变量去除掉，得到公平指数（HI），结果见表 5.4。

表 5.4　　　　　　　　　　集中度指数（CI）与公平指数（HI）

利用情况	CI	HI
实际利用	0.0420	0.0050

由表 5.4 可知，医疗利用的集中系数 CI 为 0.0420，这表明不平等是对富人有利的，即富人比穷人更多地利用了医疗服务。公平指数 HI 也为正，表明相同的医疗需求没有得到相同的满足，即在标化了的医疗需求的情况下，富人较多地利用了医疗资源。由此可见，医疗服务利用不平等是显著存在的，有偏向富人的现象存在。

进一步考察"新农合"对医疗服务利用不平等的贡献，按照式（5.5）的方法进行分解，进而得到每一个影响因素对不平等的贡献。回归系数和 P 值均来自表 5.3 中的模型（一），所得结果见表 5.5。

表 5.5　　　　　　　　　　医疗服务利用不平等分解结果

变量	集中系数	回归系数	P 值	均值	贡献
人均收入对数	0.0341	0.2511	0.0000	8.39	0.6844
需要类变量					0.0373
自评健康	−0.0253	0.1062	0.0000	0.69	0.0238
是否有慢性病	−0.0002	0.3435	0.0000	0.12	0.0133
性别	−0.0128	0.0007	0.7513	0.50	0.0001
15~25 岁为参照组					
26~35 岁=1	0.0162	0.1557	0.0000	0.15	0.0075
36~45 岁=1	−0.0511	−6.28E−05	0.9762	0.24	−4.9E−06
46~55 岁=1	0.0044	0.1190	0.0000	0.25	0.0096
56~65 岁=1	0.0443	0.2771	0.0000	0.15	0.0135

变量	集中系数	回归系数	P值	均值	贡献
66~75 岁 = 1	0.0464	0.4473	0.0000	0.05	0.0072
76 岁以上 = 1	− 0.0970	0.0741	0.0000	0.03	0.0007
非需要类变量					0.0780
是否参加"新农合"	0.0172	− 0.0898	0.0000	0.93	− 0.0271
离医疗点距离	0.0194	− 0.0403	0.0000	0.35	− 0.0045
文化程度	0.0459	0.1233	0.0000	0.89	0.0356
是否吸烟	− 0.0284	0.0592	0.0000	0.69	0.0132
是否听说过艾滋病	$9.430E-06$	0.0526	0.0000	0.88	0.0150
职业	0.0403	0.0172	0.0000	1.26	0.0070

由表5.5可知,"新农合"对医疗服务利用的贡献为负,即"新农合"改善了穷人的医疗服务利用,这说明随着"新农合"的普遍覆盖,穷人参加"新农合"增加了医疗服务利用,因此对穷人是有利的。

需要相关变量对不平等程度贡献较大,且大多数均为正值,即医疗服务利用情况对富人是有利的。说明医疗服务并没有以需要为导向进行资源分配,与收入相关的医疗服务不平等状况并没有改善。从人均收入变量的贡献度为0.6844的结果可知,收入水平仍然是医疗服务利用不平等的最主要来源。如果需要因素不是医疗服务利用的最主要因素,那么与收入相关的医疗服务利用不平等就会扩大。之所以产生这种问题,主要原因在于目前"新农合"仍有门槛费的设置和过高的自付费用支出,阻碍了需要相关因素对医疗服务利用的影响。

在非需要变量中,教育贡献度较大,且为正值。一般认为教育与收入密切相关,教育程度较高的人收入也较高,因此教育对医疗服务利用不平等的贡献比较亲富人。听说过艾滋病变量对医疗服务利用不平等贡献为正,表明信息认知因素也存在亲富人的现象。

综上所述,农村居民中确实存在医疗服务利用不平等现状,即富人能更有效地利用相应医疗服务。但由于"新农合"对医疗服务利用不平等贡献为负,说明"新农合"还是促进了穷人的医疗服务利用效率。鉴于需要等因素对医疗服务利用不平等的贡献度为正值,表明当前的医疗服务利用并不是以需求为导向配置资源,收入变量仍然是医疗服务利用不平等的最主要来源。而教育水平和信息认知水平却进一步导致了医疗服务利用的不平等程度。

5.3 "新农合"和医疗服务可及性与利用关系分析

通过进一步检验"新农合"与医疗服务可及性、医疗服务利用效率之间的理论逻辑关系，以对综合分析框架中的理论逻辑作出具体的实证检验。

5.3.1 逻辑说明

5.1节和5.2节主要考察了"新农合"对医疗服务利用及平等性的影响。其中也涉及"新农合"与医疗服务便利性对医疗服务利用的影响，但由于数据的局限，对可及性的度量仅局限于供方可及性，即利用离最近医疗机构的距离表示。依据理论的逻辑说明，继续考察医疗服务可及性和利用之间的关系。大连市调查数据正符合本研究的需要。因此，本节拟用大连市的调查数据，用"看病贵"和"看病难"的主观感受度量医疗服务可及性对医疗服务利用的影响，以检验居民的"看病难"和"看病贵"感受是否影响到了自身的医疗服务利用情况，进而深入考察医疗服务可及性对医疗服务利用所起的具体作用。

为了考察"新农合"、医疗服务可及性对医疗服务利用的影响，根据相关理论基础以及实证研究经验，设定基本的计量经济模型（一）为：$Y = \alpha + \beta X + \lambda Z + \mu$，其中被解释变量 Y 为上年的医疗服务总支出，代表医疗服务利用情况；X 为解释变量，包括是否拥有"新农合"，以及居民对"看病贵"和"看病难"的主观感受；Z 为其他的控制变量，主要包括自评健康、慢性病等需求变量，以及人口数目、教育程度、职业等非需求变量。

拥有"新农合"是另一个主要的调节变量，即不同主观感受的参合居民的医疗服务利用是否区别于没有"新农合"的居民，判断这种区别是由健康状况所引起还是由主观感受所引起。故在模型（一）的基础上，引入"新农合"与主观感受的交互性，以及健康与"新农合"的交互项建立模型（二），借以考察"新农合"与主观感受以及健康与"新农合"的相互作用关系。

此外，"看病贵"和"看病难"对医疗服务利用的影响可能受到健康状况的调节，不同健康状况和可及性的主观感受可能存在交互作用，即健康状况不佳的人可能对看病的难易程度会采取不同的行为，因此接着在基本模型（二）的基础上，引入自评健康与可及性的交互项建立模型（三），用以考察健康状况的调节作用。由于回归方程为一般的线性多元回归方程，因此模型估计方法选择的是最小二乘法，为进一步有效消除异方差问题，在模型估计的过程中对各方程进行了怀特异方差处理，估计结果见表5.6。

表5.6   "新农合"、医疗服务可及性与利用关系分析结果

变量	模型（一）		模型（二）		模型（三）	
	系数	P 值	系数	P 值	系数	P 值
看病贵	0.6342	0.0000	− 2.0477	0.0062	− 0.9336	0.1596
看病难	− 0.1734	0.0008	2.4915	0.0000	1.7765	0.0006
参合	2.1329	0.0000	4.1696	0.0000	2.3935	0.0000
自评健康	1.0341	0.0000	2.1155	0.0000	2.7365	0.0000
慢性病	0.3177	0.0000	0.4307	0.0000	0.4372	0.0000
人口数目	0.2710	0.0000	0.0407	0.1977	0.0674	0.0399
收入	0.0088	0.8204	− 0.0520	0.2341	0.0367	0.3926
教育程度	− 0.1433	0.0002	− 0.2925	0.0000	− 0.2585	0.0001
职业	0.0993	0.0328	0.0874	0.1144	0.0419	0.2086
门诊倾向：村诊所为参照组						
乡镇卫生院	− 0.5789	0.0000	− 0.6477	0.0000	− 0.7590	0.0000
县医院	1.0283	0.0000	1.0215	0.0000	1.0426	0.0000
市医院及以上	2.3337	0.0001	3.1680	0.0006	3.0828	0.0010
乡镇卫生院	− 1.7367	0.0000	− 1.4790	0.0000	− 2.2640	0.0000
县医院	− 0.9218	0.0029	− 0.3829	0.0255	− 1.2736	0.0000
市医院及以上	− 1.5227	0.0000	− 0.7543	0.0007	− 1.8139	0.0000
参合 × 看病贵			2.2752	0.0026	2.2121	0.0005
参合 × 看病难			− 2.5458	0.0000	− 2.0346	0.0001
参合 × 自评健康			− 1.3591	0.0001	− 1.0531	0.0001
健康 × 看病贵					− 0.3773	0.0000
健康 × 看病难					0.0591	0.0882

5.3.2 实证结果与分析

从表5.6可知，模型（一）的主要解释变量"看病贵"和参合因素与医疗消费正相关，而"看病难"与总费用负相关，且均在1%显著性水平下显著。这表明主观的"看病贵"并没有阻碍医疗服务消费，而"看病难"却阻碍了医疗服务消费。由于医疗服务需求的特殊性，农民基于健康需求的慎重考虑，尽管认识到"看病贵"问题但生病时仍需要必要的医疗消费支出以维持自身健康。此外，参合居民医疗消费水平更高，表明"新农合"促进了医疗支出，但这也需要结合健康状况具体分析。由于"看病贵"和"看病难"对医疗消费的影响可能受到参合与否以及居民健康状况的影响，因此模型（一）的结果有待进一步确认。

模型（二）引入参合因素，实证结果发生了一定变化。"看病贵"与医疗消费呈现显著负相关关系，"看病难"和参合因素与医疗消费呈现显著正相关关系。从"看病难"和"看病贵"与参合行为的交互项可知，认为"看病贵"的参合农民比没有参合的农民有更多的医疗消费，而认为"看病难"的参合农民比没有参合的农民有较少的医疗消费。但是这种较少的医疗消费是由于主观认识引起的还是"新农合"减轻了负担所引起的，还需要进一步检验。从参合行为与自评健康交互项为负可知，自评健康较差的参合农民比没有参合的农民有较少的医疗支出，这说明参与"新农合"减轻了农民的部分医疗负担。由于"看病贵"和"看病难"仍然受到健康状况这个需要变量的重要影响，因此模型（二）的结果也需要进一步确认。

模型（三）在引入"看病难"和"看病贵"与健康的交互项后发现，"看病贵"变量变得不再显著，而"看病难"和参合行为仍然与医疗费用呈显著正相关关系。其余解释变量除回归系数大小有所差异外，均非常显著。这说明"看病贵"的作用可能受到自评健康的影响。尽管农民主观认识到"看病贵"问题的存在，但是由于医疗服务消费的特殊性，其患病时仍然需要相应的医疗服务。在调查中发现，对"看病贵"感觉认识越深的往往是得过大病或者医疗支出较多的农民，而不经常患病的人觉得看病不贵的也不在少数。从健康与"看病贵"和"看病难"的交互项为一负一正可知，越是健康不佳的农民、"看病贵"意识越强的农民医疗消费越少，但是"看病难"意识越强的农民医疗消费较多。造成这种现象的原因同样与个人经历有关，对"看病难"意识越强的农民可能经常去医院治疗，往往医疗支出也越多，所以对"看病难"感受更深。综上分析，"看病贵"的主观感受在一定程度上已经阻碍了农民的医疗消费支出，而"看病难"的主观感受对农民医疗消费支出起到了促进作用。笔者认为对于后者不能理解为"看病难"认识程度越深的居民医疗消费支出越多，而应该理解为"看病难"感受越深的居民、健康状况越不好的居民医疗消费越多，所以"看病难"与医疗服务利用的关系还要视健康程度而定。

5.4 结论和政策含义

笔者使用辽宁省统计局 2008 年的"城乡居民医疗保障与健康"调查数据及 2012 年大连市"新农合"调查数据和访谈资料，研究了"新农合"对医疗服务利用及平等性的影响，以及医疗服务可及性与医疗服务利用的关系。主要结论如下。

（1）收入和健康状况是影响农民是否发生医疗支出的关键因素。

提高农村居民收入是发生医疗支出的经济基础。维持良好的健康状况能有效地避免发生医疗支出。而参与"新农合"对是否发生医疗支出没有显著影响。

（2）影响农民医疗服务利用的因素较多。

"新农合"减少了医疗支出，减轻了部分医疗费用负担，尤其是促进了健康状况不佳居民的医疗服务利用。但是医疗服务的便利性差不利于农民的医疗服务消费。收入仍然是影响医疗支出的主要因素。慢性病患者医疗支出较多。教育程度更高者支出较多。信息认知也影响医疗消费，所属职业、是否吸烟，以及年龄等也是影响支出的重要因素，这些都与理论预期较为一致。

（3）目前农村居民确实存在医疗服务利用的不平等问题，即富人更有利于利用医疗服务。

"新农合"对医疗服务利用不平等贡献为负，说明"新农合"促进了穷人医疗服务利用。但需要因素贡献度大多数为正值，表明目前的医疗服务利用并不是以需求为导向配置资源，而收入变量仍然是医疗服务利用不平等的最主要来源。调节不公平的收入分配现状是有效缓解医疗服务利用不平等问题的重要手段。此外，教育水平和信息认知水平进一步导致了医疗服务利用的不平等程度。

（4）医疗服务可及性与医疗服务利用的理论逻辑关系得到了验证。

即农民"看病贵"主观感受越强，越阻碍自身的医疗服务利用。而"看病难"与医疗服务利用之间的关系则主要由健康状况决定，即使认为"看病难"，但是健康状况不佳者仍需要较多的医疗消费支出。由此可见，"看病贵"依旧是困扰农民就医的主要影响因素。

本章具体讨论了"新农合"对医疗服务利用及平等性的影响。与第 4 章结论相同的是"看病贵"仍是影响医疗服务利用的主要因素。值得庆幸的是，"新农合"在促进医疗服务利用及平等性方面确实起到了积极作用，相信随着"新农合"制度的不断完善，这种积极作用正在不断地凸显。但要想切实提高农民的医疗服务利用情况及改善农民医疗服务利用不平等的现状，仅仅依靠"新农合"制度可能并不能保证达到改善目标，这是因为目前我国的"新农合"仍然采取保险制度的全民医保形式，为控制需方道德风险，农民自付费用仍占较大比例。因此，农民的经济收入能力仍然是影响医疗服务利用及平等性的最主要因素，调节农民的收入分配现状进而增加农民收入非常迫切。只有在农民收入增加的基础上不断完善"新农合"制度，才能最终有效地提高农民的医疗服务利用情况，进而改善医疗服务利用不平等的现状。

自"新农合"制度从试点到推广，目前农民对"新农合"的整体评价较高，尤其随着近几年补偿标准的大幅提高，满意度也在不断上升。那么，"新农合"满意度到底受到哪些因素的影响？而哪些因素又提高或是降低了"新农合"满意度？这两个问题的回答有助于深刻反映"新农合"制度设定与制度执行中可能存在的问题，此外，从"满意度"角度对"新农合"的研究也是政策效果检验的重要组成部分。因此，第 6 章将以农民对"新农合"的满意度为研究对象，依次分析"新农合"满意度主观评价影响因素、农民参合行为和参合意愿以及"新农合"的福利认同及其影响因素，识别不同因素的作用，进一步为提高农民对"新农合"的满意度提供参考。

"新农合" 满意度多维度综合分析

　　自 2004 年 "新农合" 试点实施以来，辽宁省 "新农合" 工作全面开展已有 8 年的时间。但在实地调研中我们却发现，由于农民自身特点和个人经历存在差异，农民对 "新农合" 的评价亦莫衷一是。而探求这种满意度不同影响因素的分析有助于理解 "新农合" 制度制定与实施中可能存在的问题，便于我们有针对性地提出政策含义，提高农民对 "新农合" 的满意度。首先，满意度评价是主观指标，故其本身也同样会受到各种不同因素的影响，故分析影响因素的差异作用非常必要。其次，通过农民参合行为和参合意愿研究，能够识别提高 "新农合" 参与率的积极因素，进一步提高农民的满意度。最后，通过 "新农合" 福利认同影响因素的分析，以努力提升农民对 "新农合" 的福利认同程度，同样会对提高农民的 "新农合" 满意度有积极促进作用。

6.1　"新农合" 满意度主观评价分析

6.1.1　逻辑思路

　　"新农合" 工作的开展一直是按照 "从试点到全面实施" 的次序有条不紊地进行。"新农合" 制度自身也在不断演变，包括缴费水平的提高、补偿范围的扩大、补偿水平的提高以及 "新农合" 监督和管理的完善等。鉴于 "新农合" 在实施过程中存在的诸多问题，难免会影响农民对其满意度的不同评价。然而，由于 "新农合" 实施时间较短，国内对 "新农合" 满意度评价的研究仍然较少。段春阳等（2011）[①] 认为报销比例、封顶线等给付水平以及定点医疗机构的服务以及报销手续的繁杂程度是影响农民满意度的重要因素。而樊丽明等（2009）[②] 经过对山东、河北、江苏三省的实地调查发现，大约有90.3%的参合者对新型农村合作医疗制度总体表示满意，农民对各级医疗机构服务的满意程度均超过80%，但存在的问题也不容忽视，如"新农合"制度保障水平偏低、基层卫生医疗服务在技术、态度、收费等方面不能满足农民需求等。农民对村级卫生室及乡镇卫生院不满意的原因主要是医疗水平差等技术原因，而对县级及县级以上较大型医院不满意是由于其"过度"服务、乱收费和服务态度差等问题。张佳佳等（2011）[③] 则利用河南省某市的农民为调查对象进行调研，研究发现参加"新农合"农民的职业与"新农合"的整体满意度显著负相关。而上年人均收入水平、期望缴费额、实际报销比例、是否主动加入"新农合"和"新农合"服务是否到位，与"新农合"整体满意度显著正相关。可见，"新农合"的满意度与农民的受益程度、服务水平等密切相关。

由于"新农合"制度一直处在不断完善过程中，农民对其满意度评价也必然是一个动态变化的过程。即农民对"新农合"的评价会根据具体实施效果情况而出现变化。因此，全面考察满意度的影响因素非常必要。但建立满意度评价体系则比较复杂，具体涉及评价指标的选取、权重的设定及评价标准等（王鑫禹等，2008[④]；纪杰等，2010[⑤]；王在翔等，2011[⑥]），因此本章并不涉及评价体系设计的内容，而是侧重于从个体特征以及医疗服务的经历等农民需求的不同因素出发，利用2008年辽宁省和2012年大

① 段春阳，谭晓婷，周静. 新型农村合作医疗参合农民满意度状况实证研究 [J]. 农业经济，2011，（11）：78-79.

② 樊丽明，解垩，尹琳. 农民参与新型农村合作医疗及满意度分析——基于3省245户农户的调查 [J]. 山东大学学报，2009，（1）：52-57.

③ 张佳佳，陶田. 新型农村合作医疗满意度影响因素的实证分析——基于河南省某市农村新型合作医疗的调查 [J]. 商业经济，2011，（5）：17-18.

④ 王鑫禹，张晓. 新型农村合作医疗满意测评体系建立与评价 [J]. 中国公共卫生，2008，（9）：1095-1097.

⑤ 纪杰，龙勇. 基于因子分析的新农合满意度问卷调查研究 [J]. 技术经济，2010，29（8）：110-115.

⑥ 王在翔，吕军城，刘继鹏，等. 新型农村合作医疗居民满意度测评模型的构建及实证分析[J]. 安徽农业科学，2011，39（7）：4364-4365.

连市的两个截面调查数据，从不同侧面考察"新农合"满意度评价影响因素，为提高农民的满意度评价提供参考。其中2012年的大连市调查数据能够更好地考察农民的主观倾向因素对满意度的影响，如加入农民的报销经历和住院流向倾向等主观倾向因素，全面分析"新农合"满意度评价的影响因素。

6.1.2 模型设定与数据描述

根据已有研究经验，将影响"新农合"满意度评价的因素主要分为两个方面：一是受农民个体特征因素的影响，如性别、职业、收入水平、文化程度、健康状况等，由于个体特征因素会影响其医疗服务利用情况，而医疗服务利用过程会使消费者对"新农合"的作用有不同的切身感受，从而引起基于自身认识所导致的对"新农合"制度不同的满意度评价。二是显著受个体经历或个体偏好因素的影响，主要是指是否报销过医药费用、住院和门诊倾向于哪些医疗机构等因素。与没有进行过报销的农民相比，有报销经历的农民可能会对"新农合"有更高的满意度；不同级别的医疗机构卫生服务资源不同，可能会导致到不同级别医疗机构住院和门诊治疗的农民的不同感受，从而作出不同的满意度评价。

本研究数据来源主要有两个：一是2008年由辽宁省统计局组织调查的"城乡居民医疗保障与健康"调查，该调查实施的基本情况在5.1节有详尽的具体介绍。调查问卷共分家庭一般情况、住户成员健康询问、卫生服务利用、医疗保障制度四部分。其中收集了城乡居民健康状况、教育、从事职业、家庭收入、参合现状、医疗支出等多项基本信息。该数据主要获取了农户的一般个体特征等数据，而对农民的个体经历或偏好数据获取存在不足。表6.1为主要变量统计描述。二是于2012年由东北财经大学公共管理学院组织实施的针对大连市的具体调查数据，该数据不仅包括了农民个体特征因素，还特别补充了关于农民个体经历和个体偏好等方面内容，如是否有报销经历及有过哪种报销经历、选择住院和门诊时的就医倾向是哪个医疗机构等详细的个体偏好内容。大连市调查数据在第4章中有详细论述，故不再赘述。

表 6.1   辽宁省满意度评价主要影响变量描述统计

变量	变量定义	均值	标准差
满意度评价	很满意 =1，比较满意 =2，满意 =3，不太满意 =4，不满意 =5	1.68	0.92
自评健康水平	很好 =0，好 =1，一般 =2，差 =3，很差 =4	0.69	0.89
参与意愿	参与 =1，否 =0	0.97	0.17
是否参加保险	参加保险 =1，未参加 =0	0.93	0.26
医疗支出	人均每月药品医疗支出	21.72	59.45
性别	男性 =1，女性 =0	0.50	0.50
年龄	实际年龄	44.31	15.35
年龄分组：17～25 岁为参照组	26～35 岁 =1	0.15	0.35
	36～45 岁 =1	0.24	0.43
	46～55 岁 =1	0.25	0.43
	56～65 岁 =1	0.15	0.36
	66～75 岁 =1	0.05	0.21
	76 岁以上 =1	0.03	0.17
收入	人均年收入	4409	4925
收入分组：1000 元以下为参照组	1001～3000 元 =1	0.36	0.48
	3001～5000 元 =1	0.34	0.47
	5001～7000 元 =1	0.12	0.35
	7001～10000 元 =1	0.07	0.25
	10001 元以上 =1	0.05	0.11
离医疗点距离	不足 1 公里 =0，1～2 公里 =1，3～4 公里 =2，5 公里及以上 =3	0.35	0.71
教育水平	小学以下 =0，初中 =1，高中技校及中专 =2，大专大学及以上 =3	0.89	0.70
职业	失业、半失业者 =0，纯农民 =1，农村务工人员 =2，非农村务工人员 =3	1.26	0.73
是否有慢性病	有慢性病 =1，没有 =0	0.12	0.33
是否吸烟	吸烟 =1，否 =0	0.69	0.46
是否听说过艾滋病	是 =1，否 =0	0.88	0.32

结合数据现状和研究需要，设定基本的计量经济模型为 $Y = \alpha + \beta X + \mu$，其中 Y 为被解释变量，表示"新农合"的主观满意度评价。2008 年辽宁省调查数据的具体设定为：1 表示"很满意"；2 表示"比较满意"；3 表示"满意"；4 表示"不太满意"；5 表示"不满意"。而在 2012 年大连市调查

数据中的具体设定为：1 表示"非常满意"；2 表示"满意"；3 表示"一般"；4 表示"不满意"；5 表示"非常不满意"。X 为解释变量，主要包括农民的个体特征及个人经历和主观倾向等不同因素。由于因变量是有序变量，所以采用有序 Probit 模型进行估计。

满意度评价的有序 Probit 模型具体设置为，设有一个潜在变量 y_i^*，是不可观测的，可观测的是 y_i，y_i 有 1，2，3，4，5 共 5 个取值。

$$y_i^* = X_i'\beta + u_i^*, \qquad (i = 1,\ 2,\ 3,\ 4,\ 5) \qquad (6.1)$$

式（6.1）中，u_i^* 是独立同分布的随机变量，y_i 通过 y_i^* 按下式得到：

$$y_i = \begin{cases} 1\ (很满意) & 如果 \quad y_i^* \leq \gamma_1 \\ 2\ (比较满意) & 如果 \quad \gamma_1 \leq y_i^* \leq \gamma_2 \\ 3\ (满意) & 如果 \quad \gamma_2 \leq y_i^* \leq \gamma_3 \\ 4\ (不太满意) & 如果 \quad \gamma_3 \leq y_i^* \leq \gamma_4 \\ 5\ (不满意) & 如果 \quad \gamma_4 \leq y_i^* \end{cases} \qquad (6.2)$$

其中，γ 为临界值，设 u_i^* 的分布函数为 $F(x)$，可以得到以下概率：

$$\begin{aligned} P(y_i = 1) &= F(\gamma_1 - X_i'\beta) \\ P(y_i = 2) &= F(\gamma_2 - X_i'\beta) - F(\gamma_1 - X_i'\beta) \\ P(y_i = 3) &= F(\gamma_3 - X_i'\beta) - F(\gamma_2 - X_i'\beta) \\ P(y_i = 4) &= F(\gamma_4 - X_i'\beta) - F(\gamma_3 - X_i'\beta) \\ P(y_i = 5) &= F(\gamma_4 - X_i'\beta) \end{aligned} \qquad (6.3)$$

本章将在以上模型分析的基础上分析"新农合"满意度评价的影响因素。

6.1.3 辽宁省实证结果与分析

需要说明的是，在考察农民对"新农合"满意度评价影响因素时，最初的模型包括的影响因素较多，但是考虑到选取对满意度评价有直接影响作用的因素更重要，故本文只列出了影响因素比较显著的变量，以便于政策分析和比较。采用有序 Probit 模型进行估计，如表 6.2 和表 6.3 所示，分别为 2008 年辽宁省和 2012 年大连市"新农合"满意度评价分析结果。

表 6.2　　　　　　　　2008 年辽宁省"新农合"满意度评价分析结果

变量	系数	P 值
健康水平	0.0541	0.0152
医疗支出	0.0249	0.0109
年龄	0.0112	0.0425
年龄平方	− 0.0002	0.0108
低保户	− 0.4242	0.0000
离医疗点距离	0.0564	0.0229
文化水平	− 0.0724	0.0063
慢性病	0.1196	0.0442
艾滋病	− 0.0863	0.1191
人均收入	− 0.0428	0.0581
建筑面积	− 0.0018	0.0005
饮酒	− 0.0471	0.1043
性别	0.0697	0.0629

表 6.3　　　　　　　　2012 年大连市"新农合"满意度评价分析结果

变量	系数	P 值
是否减轻负担	− 0.7682	0.0001
健康水平	0.5068	0.0000
慢性病	− 0.5073	0.0248
收入	− 0.1439	0.0583
未住院	− 0.6225	0.0131
看病贵	0.5295	0.0010
报销经历：没有报销为参照		
门诊报销	− 0.0993	0.6529
住院报销	− 0.0653	0.7830
门诊住院均报销	− 1.3880	0.0001
住院流向：村诊所为参照		
乡镇住院	0.7058	0.1756
县医院	1.1734	0.0200
市医院及以上	0.8468	0.1014

从 2008 年辽宁省调查数据分析结果可知，提高农民满意度评价的因素主要有：文化水平、是否是低保户、是否了解艾滋病、人均收入水平、住

房建筑面积、是否饮酒。降低农民满意评价的因素主要有：健康水平、医疗支出情况、离医疗点距离、是否有慢性病以及性别因素等。值得注意的是，年龄因素对满意度的影响呈倒 U 形关系，小于 28 岁的农民满意度降低，高于 28 岁的农民满意度提高。

变量间的影响关系主要为：文化水平越高，满意度越高。低保户的满意度更高。知道艾滋病的农民对"新农合"满意的概率更大。人均收入水平越高，对"新农合"越满意。家庭建筑面积越大，越有利于提高满意度。可见，这些代表个人或家庭特征的大多数变量均可以概括为农民个人信息认知能力与经济能力两方面，如文化水平越高的农民收入越高；家庭建筑面积越大，经济能力越强；而知道艾滋病则表示个人信息认知能力较强。那么为什么这两方面对"新农合"满意度评价有重要影响？结合调查的实际情况分析可知，2008 年辽宁省"新农合"属于起步阶段时农民对"新农合"仍缺乏清晰的认识，这是由"新农合"制度与农民之间缺乏良性的互动机制所造成的，导致农民对"新农合"政策的不信任。这一方面说明了农民信息认知获取的重要性，凸显了信息沟通的必要性；另一方面也说明了信息认知能力较强的农民往往对"新农合"政策满意度较高。因此，提高信息认知能力非常重要。至于经济能力的重要影响作用主要是由于"新农合"的实际补偿标准仍然较低，而门槛费的存在及大额医疗支出仍然会对农民造成较重的经济负担，因此收入较低的人很容易因大病而"因病致贫"和"因病返贫"，造成对"新农合"不满意现状更多的现象。

此外，其他因素对满意度评价的影响也值得关注。如健康水平越不好，越容易对"新农合"不满意。医疗支出越多，对"新农合"不满意的概率越大。离医疗点越远，"新农合"不满意程度越大。慢性病患者更容易对"新农合"不满意。男性比女性更容易对"新农合"不满意。可见，这些因素可以归结为医疗负担过重和医疗服务可及性差两个主要方面。健康不佳以及慢性病患者的医疗负担较重，更容易产生不满意感。距离医疗机构较远，导致医疗服务可及性差也会加重农民的不满意度。以上分析充分说明医疗服务是否有效供给会对农民的"新农合"满意度评价产生重要影响。因此，从医疗服务供给角度制定相应政策，如控制医疗费用过快增长、提高补偿标准以降低农民实际医疗负担以及提高医疗服务可及性等措施均是提升农民满意度的关键。

6.1.4 大连市实证结果与分析

从 2012 年大连市调查数据分析结果可知（见表 6.3），提高农民"新农合"满意度的因素主要有：是否减轻负担、是否患有慢性病、收入水平、应住院未住院情况、门诊和住院均有报销经历特征等因素。降低农民"新农合"满意度的因素主要有：健康水平、"看病贵"倾向，以及倾向县医院和县级以上医院住院的个体特征等变量。

变量间的影响关系主要为：认为减轻了医疗负担的农民对"新农合"更满意。值得注意的是，慢性病患者对"新农合"的满意度更高，这与2008 年满意度较低形成鲜明对比，说明了"新农合"改革在缓解慢性病患者负担中所起的积极作用。随着大连市门诊补偿标准的不断提高，尤其是针对慢性病患者的补偿标准所作出的特殊安排，一定程度上减轻了农民的实际医疗负担，同时由于慢性病患者的经常就医行为，使其更容易感受到"新农合"的惠民政策，促进了慢性病患者满意度的明显提高。

收入变量仍然是影响满意度的重要因素，收入越高，对"新农合"满意度越高。这说明经济能力对农民医疗服务可及性而言仍然是重要障碍。

相对于没有任何报销经历的农民，有过门诊和住院报销经历的农民对"新农合"满意度高的概率更大。这说明如果农民能够切实得到实惠，就会提高"新农合"满意度。这一方面说明现有"新农合"政策的有效性，同时也说明不断提高农民的受益程度应是未来"新农合"政策制定与实施的重点。

唯一不能理解的是应住院而未住院的农民反而对"新农合"满意度高的概率更大。对于其具体原因解释，需要在以下内容分析中再继续检验。

综上所述，可以将以上所有不同特征用受益程度大小分析，即如果农民受益程度愈大，那么对"新农合"满意度越高。这充分说明农民行为相当务实和理性，他们会根据自身实际情况和以往经验进行比较分析，如果认为"新农合"切实减轻了负担并真正让自己受益，他们就会对"新农合"给出比较满意的评价。因此，政府应该加大政策宣传，提高农民健康保险意识，防止因为长时间没有受益而降低对"新农合"的信任，以防止退保现象的发生。

此外,其他因素对满意度评价的影响也值得关注。健康水平不佳的农民越容易对"新农合"不满意,这与2008年辽宁省调查数据分析结果相同。认为"看病贵"的农民对"新农合"不满意的概率更大。而住院倾向于县医院以及县级以上医院的农民与倾向于村诊所的农民相比,更容易表现出对"新农合"制度的不满意,主要原因可能是县级及县级以上医院的实际补偿标准仍然较低导致农民的自付费用较多,较重的实际医疗负担影响了农民对"新农合"的积极评价。所以,努力控制合理的医疗服务价格、降低农民自付费用、提高县级医院的服务能力,并合理引导农民就医向基层医疗机构流动等是提高农民满意度的关键因素。

从2012年辽宁省和大连市的调查数据分析结果可知,收入变量对满意度评价的影响一致,且均为正相关关系,即农民收入越高对"新农合"满意的概率越大。这说明"新农合"制度存在明显的累退效应,造成对低收入群体的不公平,主要原因是经济能力依旧是利用医疗服务的重要门槛。慢性病患者对"新农合"的评价则出现了积极变化,由起初的"不满意"概率向"满意"的概率大转变,说明随着"新农合"政策的完善,特别是乡镇门诊统筹的有效实施,确实减轻了慢性病患者的部分经济负担,促进了慢性病患者满意度的提高。健康水平因素的影响作用较为一致,健康不佳者更容易对"新农合"不满意,主要原因是医疗费用支出较多,而对"新农合"的报销期望较大而实际补偿较少所引起。

年龄因素影响变得不再显著,即相关关系由2008年的倒U形转变为没有相关关系,这说明2012年大连市的不论哪个年龄段的农民对"新农合"的评价都没有差异,农民对"新农合"的满意度评价都趋于一致。

由于数据获取限制所造成以上两个回归模型中所引入的影响变量不尽相同,导致对于某些变量不能考察其影响效应的时间差异变化。但鉴于所考察的因素均是影响满意度的比较重要变量,所以还是对满意度评价分析提供参考。如在2008年辽宁省的调查分析中,医疗服务可及性与"新农合"评价呈负相关关系,意味着距离医疗机构越远,对"新农合"的评价越不好。主要原因是"新农合"只针对住院采取报销政策,而未对村诊所就诊情况进行报销,造成大多数农民对"新农合"受益程度感触较少,而距离医疗服务机构较远的现实情况也不利于医疗服务的利用效率，因此对"新农合"不满意评价的概率较大。这也说明提高医疗服务供方可及性是提升满意度的重要因素。同样的问题也发生在大连市的实地考察中，离乡镇卫生院较近的农民对"新农合"的满意度较高。主要原因是，目前村诊所仍然不能对农民就诊进行及时报销，而乡镇卫生院的门诊报销比例达到40%，造成在乡镇卫生院附近的农民可直接就近就医且很容易获益，但离乡镇卫生院较远地区的农民却面对不同的境遇。农民对于一般常见病往往会选择居住地的乡村诊所，尽管没有门诊报销的优惠，但是出于便利性以及来回路费和时间成本等因素考虑，也不愿意耽误农活去乡镇医院看病。用农民的话就是"不划算"，因此出现"能扛就扛，不能扛便在家里打点滴"的现象。这说明农民会根据自身受益状况来评价"新农合"制度。所以，农村诊所应尽快加入门诊统筹范围，以此提高农民医疗服务的可及性，直接提高农民的获益程度。但是应该加强制度建设，即强化对村诊所的监督和管理，避免出现管理不到位而造成乡村医生一方面乱提高药价，另一方面又骗取门诊统筹基金的现象，造成抵销政策优惠，农民不能从门诊统筹中获益的严重问题。

从2012年大连市调查数据的分析中可知，"看病贵"因素会显著影响对"新农合"制度的评价，即认为"看病贵"的农民对"新农合"不满意的概率显然更大。而"看病难"对"新农合"评价没有显著影响，这再一次说明农民对"看病贵"问题较重视，而对"看病难"问题关注不大。因此，首要解决"看病贵"问题是目前"新农合"制度应该关注的焦点。

此外，其他因素的相互关系也不容忽视。如报销经历以及住院流向等主观倾向因素也会显著影响"新农合"的满意度评价。门诊和住院均报销过的农民对"新农合"满意的概率更高，这充分说明目前"新农合"政策对农民减轻负担的积极影响。但是住院倾向于县级医院、县市级以上医院的满意度水平不高，主要原因是这些医院的住院费用过高，而实际补偿较少造成的。因此，应积极引导农民就医向基层医院流动，逐渐提高乡镇以及县级医院的医疗服务能力，并严格控制医疗费用过快上涨，为不断有效地提高农民满意度而努力。

6.2 农民参合行为和参合意愿分析

6.2.1 逻辑思路

参合行为是指是否已经参加了"新农合",而参合意愿是指是否有意愿参加"新农合"。分析参合行为和参合意愿影响因素差异的目的是识别哪些因素能够促使农民由参合意愿向参合行为转变。由于"新农合"采用自愿参与原则,因此不可避免地存在逆向选择问题,即健康状况不佳的农民更容易参加"新农合"。如果参合意愿较强,而实际参合率较低,那么促进具有参合意愿的农民向真实的参合行为转变便能有效减少逆向选择效应。在分析参合行为和参合意愿的影响因素中,也能识别提高"新农合"满意度的积极因素,提高参合率的因素对农民满意度的提升也是有利条件。下面具体分析农民参合行为和参合意愿,找出提高农民满意度的积极因素。

根据文献梳理可知,现有研究大多只关注参合行为或者参合意愿中的一个方面,并没有将二者进行有效结合分析。农民的参合行为和参合意愿是有重要区别的,现阶段,参合行为更可能产生逆向选择问题。而参合意愿在一定程度上反映了居民未来的参合状态,它包含了现阶段农民对"新农合"的总体认识,也包含了对"新农合"的评价,如果出现参合意愿多于参合行为的现象,那么可以说明现阶段"新农合"的开展是有效的,得到了广大农民群众的支持。因此,同时比较农民的参合行为和参合意愿能更好地评价现阶段"新农合"开展的实际情况。更重要的是能根据实证分析结果的变化考察逆向选择效应的大小,如果农民的参合行为存在明显的逆向选择行为,而参合意愿中没有明显的逆向选择行为,那么就为我们提供了减少逆向选择的办法。如果促使农民的参合意愿转变为实际的参合行为,那么逆向选择效应就会有所减弱。

学者们在参合行为方面的研究较少,如林晨(2007)① 利用中部地区的数据对农民参合意愿的研究中发现,收入对参合意愿有显著的正向影响,而健康状况则不显著,这表明逆向选择效应不明显。不过该文在参合意愿

① 林晨. 中部地区农民参加农村新型合作医疗的影响因素分析——山西省寿阳县的调查 [J]. 农业经济问题, 2007, (1): 47-51.

分析中只有收入和健康两个解释变量,很可能存在遗漏解释变量问题,对结果造成一定的影响。杨文选和杨艳等(2007)[①]通过描述统计对陕西省旬阳县的研究中发现,年龄、性别、健康状况、认知程度等均对参合意愿有显著影响。其中健康状况对参合有显著影响,存在明显的逆向选择效应。Wu(2008)[②]利用农业部固定观察点数据对参合行为进行了检验,认为农村存在严重的逆向选择效应。可见,是否存在逆向选择效应要结合不同地区具体分析。本部分将结合农民的参合行为和参合意愿两方面,试图找出减少逆向选择的办法,同时能够识别提高农民满意度的积极因素。

6.2.2 模型设定

研究使用2008年辽宁省"城乡居民医疗保障与健康"调查数据,该调查实施的基本情况在5.1节有具体说明,本部分所需变量的统计描述具体详见表6.1。

参合行为用是否参与保险表示,即"您是否参加了医疗保险?","是"定义为1,"否"定义为0。其中,92.8%的农民参加了医疗保险,参保率较高。

参合意愿用是否愿意参合表示,即"如果建立新型农村合作医疗,政府每年人均补助20元,个人每人每年最低交10元,主要补助农民大额医疗费用或住院医疗费用。您是否愿意参加?","愿意"为1,"不愿意"为0。其中,97.2%的农民表示愿意参加,比参合行为比例提高较多,说明目前的"新农合"政策比较符合农民的预期。

影响参合行为和参与意愿的因素主要有:人均每月的药品医疗支出、性别、年龄、人均年收入、离医疗点的距离、教育程度、职业、是否有慢性病、是否吸烟,以及是否听说过艾滋病等变量。一般认为,药品医疗支出是对健康资本的有效投资,医药支出越多的农民越容易参加"新农合",预期影响关系为正。农民年龄越大患病概率越高,越容易参加"新农合",预期影响关系为正。农民人均收入越高,支付能力越强,越容易参加"新

① 杨文选,杨艳. 新型农村合作医疗应重视农民的参与意愿——以陕西省旬阳县为例 [J]. 农业经济问题,2007,(8):26-30.

② Wu,B. Z.. The Effects of the Health Insurance Availability on the Demand – side:An Impact Evaluation of China's New Cooperative Medical Scheme,Tsinghua University Working Paper,2008.

农合",预期影响关系为正。距离医院较近的农民更倾向于对疾病进行及时治疗,医疗需求较大,越容易参加"新农合",预期影响关系为正。用是否听说过艾滋病表示信息认知,听说过艾滋病的农民可能对健康程度更重视,更容易参加"新农合",预期影响关系为正。慢性病患者由于平时医疗支出较多,更容易参与"新农合",预期影响关系为正。此外,性别、职业及是否吸烟等变量的影响关系由于作用机制不明确而存在不确定性,故需要依据实证分析结果加以确认。

接下来对参合行为和参合意愿进行影响因素分析,并根据实证结果试图找到减少逆向选择的办法,进而提出提高农民满意度的积极因素。根据研究需要,设定参合行为和参合意愿分析的基本回归方程为 $Y = \alpha + \beta X + \lambda Z + \mu$,其中 Y 为被解释变量,代表参合行为和参合意愿两个主要变量,取值为 1 表示农民已经参合和有参合意愿;X 为解释变量,代表自评健康水平,用以考察健康对参合行为和参合意愿的影响;Z 为其他控制变量,主要包括性别、年龄、职业等影响因素;μ 为随机误差项。由于被解释变量是二元离散变量,故采用二元选择模型进行估计。

二元选择模型的基本思想为:

假设有一个未被观测到的潜在变量 y_i^*,它与 x_i 之间具有线性关系,即

$$y_i^* = X'\beta + u_i^* \tag{6.4}$$

式(6.4)中,u_i^* 是扰动项。y_i 和 y_i^* 的关系如下:

$$y_i = \begin{cases} 1, & y_i^* > 0 \\ 0, & y_i^* \leq 0 \end{cases} \tag{6.5}$$

即 y_i^* 大于临界值 0 时,$y_i = 1$;小于等于 0 时,$y_i = 0$。这里把临界值选为 0,但事实上只要 x_i 包含有常数项,临界值的选择就是无关的,所以不妨设为 0。此时:

$$P(y_i = 1 | x_i, \beta) = P(y_i^* > 0) = P(\mu_i^* > -x_i'\beta) = 1 - F(-x_i'\beta)$$

$$P(y_i = 0 | x_i, \beta) = P(y_i^* \leq 0) = P(\mu_i^* \leq -x_i'\beta) = F(-x'\beta) \tag{6.6}$$

式(6.6)中,F 是 μ_i^* 的分布函数,要求它是一个连续函数,并且是单调递增的。因此,原始的回归模型可以看成如下一个回归模型:

$$y_i = 1 - F(-x_i'\beta) + \mu_i^* \tag{6.7}$$

即 y_i 关于它的条件均值的一个回归。

参合行为和参合意愿分析将用二元选择 Probit 模型进行估计。

6.2.3 实证结果与分析

从表 6.4 得出了非常有意义的结果。对比农民的参合行为和参合意愿，可以清楚地看到两者所受到的影响因素差异较大。具体而言，农民的参合行为明显受自评健康水平的影响，健康较差者参合概率较大，确实存在逆向选择效应。离医疗点距离变量的回归系数为负，表明医疗服务利用越不便利参合的概率越低。信息认知较好参合概率较大。年龄越大参合的可能性越大。人均收入对参合行为有显著的影响。另外，吸烟的人反而更容易参加"新农合"。从事体力劳动的人也更容易参加"新农合"，这可能与农民逐渐认识到健康的重要性有关，由于农民主要依靠体力这种健康资本换取收入，更容易对健康造成损害。不过，值得注意的是医疗支出越多的农民，参合的概率反而降低，这可能与"新农合"的制度设计有关，补偿比例较低的现实离他们的心理预期较远。不过也可能受到数据的局限，农民的大额支出具有一定的集中性，2007 年突发的疾病可能会造成医疗支出较多，而此时农民并没有意识到参合的必要性，但通常这种情况发生后，农民的参合意愿会显著增强。

表 6.4 　　　　　　　　　　参合行为和参合意愿影响因素分析结果

解释变量	被解释变量	
	参合行为	参合意愿
自评健康	0.0742 **	0.0399
医疗支出	− 0.0420 **	− 0.0698 **
性别	0.1053 *	0.1357
离医疗点距离	− 0.3088 ***	− 0.2479 ***
文化程度	− 0.0176	− 0.0230
职业	− 0.1414 ***	− 0.0178
是否有慢性病	− 0.1308	0.1838
是否吸烟	0.1585 **	0.1219
是否听过艾滋病	0.2763 ***	0.1703
年龄	0.0037 *	0.0001
人均收入	0.1625 ***	0.2332 ***

注：*** 、** 、* 分别表示1%、5%、10%的显著性水平。

相对比参合行为,影响参合意愿的因素较少。只有医疗支出、医疗服务便利性和收入三个因素。医疗支出对参合意愿仍然为负,这要求政府在"新农合"制度设计时不断提高补偿标准,增强农民的健康保险意识,吸引广大农民的积极参与。医疗服务便利性越好,收入越高,农户参与"新农合"的概率越大。值得注意的是自评健康状况对参合意愿没有显著影响,这说明在此种情况下,逆向选择效应较少或者不存在。如果促使这些有参合意愿的人实际参加"新农合",那么就会极大地减少逆向选择问题的发生。因此,提高医疗服务可及性以及提高居民的收入是减少逆向选择效应的关键。与此同时,不断提高参合率,最终提高农民对"新农合"的满意度。

目前辽宁省"新农合"的参合率已经达到99%以上,较高的参合率不仅与农民的健康意识提升有关,也与政府的积极干预密不可分。政府干预的重点往往集中于参合率方面,而对政策宣传方面明显不足。在实地调查过程我们就发现很多农民对"新农合"制度并不是非常了解,农民只知道"医保卡"而不知道"新农合"的故有称呼,甚至有的农民不知道是否进行了门诊报销,但当问他们是否拿过"医保卡"买过药时才知晓自己已经得到了门诊报销的优惠政策,与此同时多数农民对"新农合"的具体报销比例也不甚了解。"新农合"的较高参合率与政府干预有一定关系,当广大农民的健康保险意识还没有完全形成时,政府适度干预是有效的而且是必要的。但是随着"新农合"制度的不断完善,尤其是个人缴费比例的不断提高,不适当的政府干预可能会出现不和谐的声音。"新农合"制度本身作为一项解决农民"看病难""看病贵"的惠民政策,其对保障农民的健康固然起着非常重要的作用。但是只有农民自身表现出对"新农合"制度的高度信赖,才是"新农合"制度可持续发展的关键。值得警惕的是,在调研过程中所发现的诸多不良问题已经极大地影响了农民对"新农合"的评价与认知,恐怕会对农民的参合积极性造成不利影响。举例说明如下:如报销比率得到提高的信息并没有及时地传递给农民;因为离乡镇较远或者不方便,经常在村诊所就诊的农民甚至都没有进行过门诊报销,而离乡镇卫生院较近的农民却是最直接的受益者,因此造成"新农合"受益面较窄的现状;有农民甚至认为乡镇医疗机构的药品比外面药店或者诊所的贵;

有农民反映持有"医保卡"和没有"医保卡"在就诊时的医疗支出相近等一系列问题。农民是容易受到他人言论的影响,因此这些现象的出现极不利于"新农合"制度的健康发展。但是如果以上问题不能得到及时澄清并加以有效解决,必然会导致农民对"新农合"制度透明性提出质疑,甚至造成对"新农合"制度的不信任现象出现,从而危及"新农合"制度可持续发展的信任基础。因此,必须增强"新农合"制度的吸引力,并促使其与提高农民对"新农合"制度信赖二者间良性互动机制的形成。农民在切实感受到"新农合"制度的惠民政策的同时也在不断加深对"新农合"的信任,进而逐步搭建"新农合"制度可持续发展的信任基础。

6.3 "新农合"福利认同分析

6.3.1 逻辑思路

如上分析,"新农合"满意度评价包括主观满意度评价和参合行为和参合意愿分析评价。但作为一项重要的社会政策,"新农合"制度也具有明显的福利性特点。从融资模式看,"新农合"筹资中政府筹资数额占总筹资的比重较大,如辽宁省政府补贴高达80%。从制度目标看,国家政策是将"新农合"制度作为公共产品向所有农民提供,故具有明显的社会福利特征。那么,"新农合"实施以来是否得到了农民的福利认同,即农民是否认可"新农合"制度的福利特征。从此角度出发,福利认同分析视角比主观满意度评价更能说明农民对"新农合"的政策评价。福利认同分析视角是对满意度评价分析的进一步拓展。

为有效明确界定福利认同的具体含义,在2012年大连市"新农合"调查问卷中特别设置了与之相关的问题,即"您认为'新农合'成为您提高健康水平、抵御疾病的有效手段了吗?"。该问题以健康的视角试图让农民回答"新农合"对降低农民经济负担、提高自身健康状况的积极影响,故包含健康水平和经济负担两个不同维度,与此同时,"新农合"制度的目标就是降低农民经济风险、提高居民健康水平,因此该问题可以大体表达农民对"新农合"的福利认同程度,答案包括"否"和"是",即否定和赞同。

借鉴已有文献的相关研究可知，农民对"新农合"的福利认同会明显受到农民个人特征和经历的影响。主要影响农民对"新农合"福利认同的不同因素概括为：①报销形式。主要体现报销经历对农民"新农合"福利认同的影响。②自评健康水平。个人健康状况的不同可能会影响农民对"新农合"福利认同的判断。③个人信息程度。"新农合"的最新政策不能被农民准确认知，必然会影响农民对福利认同的判断。用"是否了解'新农合'报销比例？"来度量信息对福利认同的影响。④应住院未住院情况。医生建议住院而未能住院的农民很可能对"新农合"的福利认同较低。不论是自身原因还是"新农合"制度原因，农民放弃治疗的后果导致对"新农合"制度的福利认同降低。⑤缴费水平。缴费水平受缴费能力和自身健康的双重影响，对"新农合"的福利认同则要具体分析。

用2012年大连市"新农合"调查数据，利用福利认同与影响因素的交叉分析具体讨论各因素与"新农合"福利认同的关系，识别提高"新农合"福利认同的积极因素，然后通过相应的制度安排，加深农民对"新农合"的制度信任，不断增强农民对"新农合"制度的福利认同。

6.3.2 福利认同的影响因素分析

（1）农民对"新农合"福利认同度。

从表6.5中可以看出，农民对"新农合"福利认同度较高。87.1%的农民认为"新农合"是提高健康水平、抵御疾病风险的有效手段。只有12.9%的农民不认同这种观点。这说明"新农合"已经成为农民抵御疾病经济风险的重要手段之一，得到了大多数农民的福利认同。

表6.5	福利认同程度	单位：%
"新农合"是提高健康水平、抵御疾病风险的有效手段吗？	否 = 12.9	
	是 = 87.1	

（2）报销形式对福利认同的影响。

从表6.6中可以看出，没有报销过的农民对"新农合"的福利认同度最低，达到68%，而门诊和住院均报销过的农民则表现出很高的福利认同度，即两者均报销过的农民没有选择"否"，全部选择赞同。只报销门诊的福利认同更高,而只有住院报销的农民福利认同与福利不认同占比相当。以上分析说明,仅住院报销过的农民对实际报销比例较低不满意,主要原因是住院治疗中许多医药用品并不在基本的医疗保障药物报销范围内。更有农民反映,甚至存在医生对拥有"新农合"患者与没有"新农合"的患者在治疗过程中的区别对待的问题,与没有"新农合"的农民相比其最终医疗支出是相当的。这些问题已经严重导致部分农民对"新农合"的福利认同不高。可见,农民实际获益程度明显影响对"新农合"福利认同的判断,没有报销过的农民对"新农合"福利认同较低,而门诊和住院均报销过的农民对"新农合"的福利认同度较高。

表6.6 报销形式与福利认同交叉分析 单位:%

报销形式	有效手段	
	否	是
门诊报销	12.0	27.4
住院报销	20.0	20.6
门诊和住院均报销	0.0	11.4
没有报销	68.0	40.6

(3)自评健康状况对福利认同的影响。

从表6.7可以看出,健康不好和健康非常不好的农民对"新农合"的福利认同较低,分别为11.4%和2.3%,尤其是健康非常不好的农民福利认同度最低。健康不好和非常不好的农民选择否定的比例也高于赞同的比例,说明健康不佳的农民对"新农合"福利认同不高。造成这种现象的主要原因是农民身体健康不佳所导致相应的医药费用较多,但总是觉得"新农合"的实际报销水平较低,没有达到自身期待的心理预期导致其福利认同度较低。身体健康较好的农民对"新农合"的福利认同较高,这与他们没有大病经历有关,而出于对"新农合"制度的美好愿景,并持有"报销总比没报销好"的心态,导致这部分群体的福利认同较高。

表6.7　　　　　　　　自评健康与福利认同交叉分析　　　　　　单位:%

自评健康	有效手段	
	否	是
非常好	12.0	13.7
好	36.0	44.6
一般	28.0	28.0
不好	16.0	11.4
非常不好	8.0	2.3

（4）个人信息认知对福利认同的影响。

从表6.8可以看出，如果农民对"新农合"报销比例不了解，那么就会出现对"新农合"福利认同较低的问题，所占比例达到52.0%；而对"新农合"报销比例比较了解的农民对"新农合"的福利认同较高，所占比例达到60.6%。这再一次说明有效宣传"新农合"相关信息的重要性。在实地调研中也发现，许多农民对"新农合"报销比例和报销程序并不了解。但是当调查者向农民解释时，农民普遍表现出对"新农合"制度的好感，并展现出较高的福利认同意愿，即出现"原来报销比例这么高!"这样的惊讶举动。因此，政策执行机构应有效并及时地将"新农合"制度的最新政策传递给农民，让农民普遍意识到"新农合"制度正在逐渐走向规范与法制的道路上，政策的出发点是帮助农民解决自身实际困难的，更是国家所实施的长久而稳定的惠民政策。不断加强执行机构在法制环境下的规范化运作，进一步增强农民对"新农合"的制度信任，才能提高农民对"新农合"的福利认同度。

表6.8　　　　　　　报销比例是否了解与福利认同交叉分析　　　　单位:%

报销比例是否了解	有效手段	
	否	是
否	52.0	39.4
是	48.0	60.6

（5）应住院未住院情况对福利认同的影响。

从表6.9可以看出，如果出现医生建议住院而没有住院的现象，那么农民对"新农合"的福利认同就会明显较低,所占比例为14.9%,而没有出现这种问题的农民对"新农合"的福利认同较高的比例则达到85.1%。这说明如果减少农民未住院现象,便能极大地提高农民对"新农合"的福利认同度。对于放弃理应住院治疗的农民而言,一般情况下经济因素是最大的就医障碍,对于贫困群体而言更是如此。因此,加大对贫困阶层的政策扶持力度,不仅需要提高重大疾病的报销水平,或者将二次补偿直接纳入到报销范围内,减少自付费用,必要时应该对贫困群体成立专项医疗保险基金,并将社会救济与"新农合"有效结合,进一步降低就医门槛,尽可能让可能放弃治疗的农民有机会接受治疗,这样才能有效增进农民对"新农合"的福利认同度。

表6.9   应住院未住院与福利认同交叉分析   单位:%

应住院未住院	有效手段	
	否	是
否	84.0	85.1
是	16.0	14.9

(6)缴费水平对福利认同的影响。

从表6.10可以看出,缴费水平越高的农民对"新农合"福利认同度越低,而缴费水平越低的农民对"新农合"的福利认同度反而更高。从实地调研中发现,出现这种现象的主要原因是缴费水平越高的农民支付能力越强,或者是自己身体健康状况不佳,缴费意愿较强。如果是第一种原因,那么这部分农民很可能也会参加城镇居民保险,而相对于城镇居民保险的保障水平,"新农合"的保障水平显然不具有优势,因此对"新农合"的福利认同较低。如果是第二种原因,那么则是农民对"新农合"的期望较大,与心理预期有差距导致福利认同感较低。而缴费水平越低的农民认同感较高也有两种解释原因,一是农民支付能力较差,二是自己身体健康较好,不愿意支付更高水平的缴费。第一种原因的解释是,"新农合"确实能够减轻自己的经济负担,因此对"新农合"的福利认同较高。第二种原因的解释是,源于农民对"新农合"的制度信任,认为一旦发生疾病问题应该能够得到"新农合"的及时报销与补偿,因此对"新农合"的福利认同度也会较高。可见,贫困群体对"新农合"的福利认同较高,说明"新农合"对农民的积极作用值得肯定。

表6.10 缴费水平与福利认同交叉分析 单位:%

缴费水平	有效手段	
	否	是
60 元以下	8.0	20.0
60 ~ 100 元	24.0	49.7
100 ~ 150 元	32.0	13.1
150 元以上	32.0	14.9

6.4 结论和政策含义

(1)围绕三个不同维度对农民"新农合"满意度进行了分析,主要结论如下。

一是农民满意度评价影响因素存在差异。①收入和健康水平对"新农合"满意度影响均为正向作用关系,且影响比较一致。慢性病患者由最初的不满意概率转变为满意的概率较大。而年龄因素变得不再显著。②医疗服务可及性是影响"新农合"满意度的关键因素。③"看病贵"是目前急需解决的重点,农民对"看病难"问题比较乐观。有效解决"看病贵"问题是提高农民满意度的关键。④报销经历对"新农合"满意度有直接的明显影响。没有受益的农民对"新农合"满意度不高。⑤住院倾向影响"新农合"满意度。县级及县级以上医院满意度明显较低。

二是收入和医疗便利性影响农民的参合意愿。2008 年辽宁省数据表明健康不佳的农民更容易参加"新农合",因此存在明显的逆向选择效应。而收入和医疗服务便利性是影响农民参合行为的最重要因素,且能够提高农民的参合意愿。提高收入和医疗供方可及性能提高农民对"新农合"满意度。而从 2012 年大连市调查中发现,收入已经不再是影响参合的重要因素,说明"新农合"制度的吸引力显著增强,表现特征是辽宁省"新农合"参合率已经基本实现了全覆盖。要想进一步巩固"新农合"成果，必须进一步加强"新农合"制度的吸引力，以防止随着参合费用的增加可能出现的逆向选择问题。

三是农民对"新农合"福利认同较高，但是影响因素不尽相同。①住院和门诊均有报销经历的农民福利认同度较高；②健康状况越不好的农民福利认同越低；③个人信息认知不佳阻碍福利认同度；④如果出现应住院而未住院的情况，则福利认同较低；⑤缴费水平越高的农民福利认同越低，缴费水平越低的农民福利认同反而越高。

（2）提高农民"新农合"满意度，应在以下几方面加强制度建设。

第一，重构医疗服务体系，合理配置医疗卫生资源。加强村诊所、乡镇卫生院，以及县级医院的服务能力；尤其要发挥村诊所和乡镇卫生院"守门人"的作用；政府的财政投入向农村倾斜，加大人力、物力、财力和政策等方面的扶持力度；理顺医疗服务递送体系，提高卫生资源利用效率，有效解决"看病难"问题。

第二，完善"新农合"制度。不断提高"新农合"补偿标准、扩大补偿范围、改进补偿模式；将村诊所纳入统筹范围，提高农民就医便利性，切实减轻农民负担；针对大病和特大疾病，采取针对性的保险和救济相结合的医保模式，有效解决农民"看病贵"问题，防止"因病致贫"和"因病返贫"现象的发生。

第三，完善监督机制，控制医疗费用过快上涨并提高医疗服务质量。理顺县级医院管理体制，创新激励机制，减少供方诱导需求；不断强化监督机制，并逐渐引入社会监督机制，对医疗服务质量和医疗服务费用等指标进行严格监督，及时发现存在的违规问题并采取严格惩处措施。

第四，加强信息沟通，将"新农合"的最新政策及时有效地传递给农民。基层政府可以通过村诊所、乡镇卫生院等固定场所加强政策宣传，或者通过村干部挨家挨户分发"新农合"最新政策的宣传册等方式，有效传递"新农合"的最新政策。宣传册要简单易懂，直接标明不同医院的补偿标准和补偿水平等与农民切身受益相关的信息，其中政策性内容不宜过多，主要目的是让农民及时、准确、全面地了解与"新农合"政策的补偿标准相关的核心内容。与此同时，在具体工作实施过程中，工作人员也应注意工作态度，时刻保持为人民服务的理念，政策讲解要做到耐心并详尽地解答，通过这种制度执行过程中服务细节的软实力侧面提高"新农合"制度的吸引力，有效增强农民对"新农合"制度的信任度。此外，要将农民补偿情况信息做到公开、透明，让农民真实感受到受益情况，提高农民对"新农合"的福利认同度。

基于健康风险管理的"新农合"制度改进

7.1 农民健康风险影响因素分析

健康风险分析需要建立在风险识别基础上，为此本部分首先对农民的健康风险影响因素加以分析，以了解农民的健康现状以及健康的影响因素。健康风险水平可以用健康现状表示，也即学术术语中的健康需求。关于健康需求的相关研究比较丰富。Grossman（1972）[1] 首次构建健康需求模型，系统研究了健康需求和健康投资需求的影响因素，并得出了许多重要的结论，为以后关于健康需求以及健康投资需求的相关研究奠定了基础和平台。贫困与疾病、个人生活方式、环境与物质条件以及家庭遗传病史等是影响健康需求的四大方面（Allsop，2003）[2]。既有健康需求的实证研究中，关注的焦点是"新农合"制度对健康的影响。Lei 和 Lin（2009）[3] 认为"新农合"并没有显著改善参合者的健康状况，而程令华和张晔（2012）[4] 则认为"新农合"虽没有降低参合者的医疗支出，但却显著提高了健康水平，"新农合"成就值得肯定。由此可见，是否拥有"新农合"对健康需求的影响仍需要实践检验。

除了关注"新农合"对农民健康的影响外，还有一个比较受关注的焦点是社会经济因素对健康需求的影响。比如收入、职业、教育水平等。关

① Grossman, M. , 1972, "On the Concept of Health Capital and the Demand for Health", *Journal of Political Economy*, Vol. 80, No. 2, pp. 223 – 255.

② Allsop, J. , A. Taket, 2003, "Evaluating User Involvement in Primary Healthcare", *International Journal of Healthcare Technology and Management*, Vol. 5, No. 1, pp. 34 – 44.

③ Lei, X. , Lin, W. , 2009, "The New Cooperative Medical Scheme in Rural China: Does More Coverage Mean More Service and Better Health?", *Health Economics*, No. 18, pp. S25 – S46.

④ 程令华，张晔 . "新农合"：经济绩效还是健康绩效？ [J]. 经济研究, 2012 (1)：120 – 130.

于收入因素，主要体现为两个方面，一是绝对收入假说，即收入越高的人健康状况越好，也称为"健康 - 收入分层现象"。但呈现递减规律，即随着收入的增加，健康状况的改善程度降低。比较有代表性的研究有 Leibenstein（1954[1]，1957[2]），Case（2001）[3]，Gerdtham 和 Johannesson（2004）[4]，齐良书（2006）[5]。二是相对收入假说，即个人的健康状况不仅与本人收入有关，而且还与其他人收入有关，这种收入的相对位置也会影响健康状况。支持这方面的研究主要有 Wilkinson（1986[6]，1997[7]），Waldmann（1992）[8]，Blakely et al.（2002）[9] 等，不过也有研究并不支持相对收入假说，如 Gerdtham 和 Johannesson（2004）[10] 等。此外，受教育程度与健康水平正相关（赵忠，2006）[11]，生活在城镇的农民的健康不及其他职业者（齐良书，2006）[12]。其他诸如年龄、性别、医疗可及性等因素也对健康需求水平产生影响。除此之外，信息认知对健康需求的影响也不容忽视，本章将加入此因素进行分析。

7.1.1 逻辑思路与模型设定

本研究使用的数据来自 2008 年"城乡居民医疗保障与健康"调查数据，该调查由辽宁省统计局组织实施（见表 5.1 ~ 表 5.3）。

---

① Leibenstein，H.，1954，A Theory of Economic - Demographic Development，Princeton：Princeton University Press.

② Leibenstein，H.，1957，Economic Backwardness and Economic Growth，New York：Wiley & Sons.

③ Case，A. 2001，Does Money Protect Health Status? Evidence from South African Pensions，NBER Working Paper.

④ Gerdtham，U.，M. Johannesson，2004，"Absolute Income，relative Income，Income Inequality and Mortality"，*Journal of Human Resources*，Vol. 39，No. 1，pp. 229 - 247.

⑤⑫ 齐良书. 收入不均与健康城乡差异和职业地位的影响 [J]. 经济研究，2006（11）：16 - 26.

⑥ Wilkinson，R. G.，1986，Income and Inequality，In Class and Health：Research and Longitudinal Data，London；Tavistock.

⑦ Wilkinson，R. G.，1997，"Health Inequalities：Relatives or Absolute Material Standards?"*British Medical Journal*，No. 314，pp. 591 - 595.

⑧ Waldmann，R. J.，1992，"Income Distribution and Infant Mortality"，*The Quarterly Journal of Economics*，Vol. 107，No. 4，pp. 1283 - 1302.

⑨ Blakely，T. A.，K. Lochner，I. Kawachi，2002，"Metropolitan Area Income Inequality and Self - Rated Health - A Multilevel Study"，*Social Science and Medicine*，Vol. 54，No. 1，pp. 65 - 77.

⑩ Gerdtham，U.，M. Johannesson，2004，"Absolute Income，Relative Income，Income Inequality and Mortality"，*Journal of Human Resources*，Vol. 39，No. 1，pp. 229 - 247.

⑪ 赵忠. 我国农村人口的健康状况及影响因素 [J]. 管理世界，2006（3）：78 - 85.

表 7.1 为主要变量的统计描述。被解释变量主要是健康状况，健康状况用自评健康问题表示，即"总体来说您认为目前的健康状况如何？很好、好、一般、差、很差"，把回答"很好"定义为 0，"好"定义为 1，"一般"定义为 2，"差"定义为 3，"很差"定义为 4。其中，54.3% 的农民认为自身健康"很好"，28.1% 的农民认为"好"，只有 4.5% 的农民认为"差"和"很差"。总体上农民自我感觉健康状况较好。其中，92.8% 的农民参加了医疗保险，可见参保率较高。

表 7.1　　主要变量描述统计

变量	变量定义	均值	标准差
自评健康水平	很好 = 0，好 = 1，一般 = 2，差 = 3，很差 = 4	0.69	0.89
是否参加保险	参加保险 = 1，未参加 = 0	0.93	0.26
医疗支出	人均每月药品医疗支出	21.72	59.45
性别	男性 = 1，女性 = 0	0.50	0.500
年龄	实际年龄	44.31	15.35
年龄分组：17～25 岁为参照组	26～35 岁 = 1	0.15	0.35
	36～45 岁 = 1	0.24	0.43
	46～55 岁 = 1	0.25	0.43
	56～65 岁 = 1	0.15	0.36
	66～75 岁 = 1	0.05	0.21
	76 岁以上 = 1	0.03	0.17
收入	人均年收入	4409	4925
收入分组：1000 元以下为参照组	1001～3000 元 = 1	0.36	0.48
	3001～5000 元 = 1	0.34	0.47
	5001～7000 元 = 1	0.12	0.35
	7001～10000 元 = 1	0.07	0.25
	10001 元以上 = 1	0.05	0.22
离医疗点距离	不足 1 公里 = 0，1～2 公里 = 1，3～4 公里 = 2，5 公里及以上 = 3	0.35	0.71
教育水平	小学以下 = 0，初中 = 1，高中技校及中专 = 2，大专与大学及以上 = 3	0.89	0.7
职业	失业、半失业者 = 0，纯农民 = 1，农村务工人员 = 2，非农村务工人员 = 3	1.26	0.73
是否有慢性病	有慢性病 = 1，没有 = 0	0.12	0.33
是否吸烟	吸烟 = 1，否 = 0	0.69	0.46
是否听说过艾滋病	是 = 1，否 = 0	0.88	0.32

　　根据理论分析与实际研究目标，在健康需求影响因素分析中所选取的主要解释变量为人均每月的药品医疗支出、性别、年龄、人均年收入、医疗服务可及性、教育程度、职业、是否参加保险、是否有慢性病、是否吸烟以及是否听说过艾滋病。为了消除异方差的影响，对人均每月的药品医疗支出及人均收入取对数。一般认为，药品医疗支出主要是针对健康的投资，因此应对健康水平的提高起到积极促进作用，预期影响为正向关系。由于"新农合"采用自愿参与原则，存在逆向选择问题，即是否参加保险与健康状况负相关，健康状况较差的农民更愿意参加"新农合"。收入越高，健康状况越好，因此人均收入对健康的预期影响为正向作用。但是影响程度可能逐渐减弱，主要原因是我国农村目前经济发展水平仍比较低，相对收入差距导致的心理落差不是影响健康的主要因素，因此理论预期二者关系并不显著。用与医疗点的距离表示医疗服务的便利性，往往距离医院较近的居民更容易进行治疗，因此预期影响关系为正。用是否听说过艾滋病表示信息认知，听说过艾滋病的人对健康程度更重视，健康水平较高，故理论预期影响为正向关系。

　　根据理论分析所述的 Grossman 模型，具体将健康风险影响因素的基本回归方程设定为：$Y = \alpha + \beta X + \lambda Z + \mu$，其中 Y 表示被解释变量，代表自评健康水平，取值 1 表示"最健康"，取值 5 表示"最不健康"，X 为主要解释变量，即是否拥有保险，Z 为其他控制变量，μ 为随机误差项。为了全面考察健康需求的影响因素，将在基本的回归模型基础上，依次设定多个模型，逐步控制相关变量，比如年龄分组以及收入分组，或者引入各变量之间的交叉项，以检验模型的稳定性。由于自评健康是有序变量，因此采用有序 Probit 模型进行估计。

　　自评健康的有序 Probit 模型具体设置为，设有一个潜在变量 y_i^*，是不可观测的，可观测的是 y_i，y_i 有 0，1，2，3，4 共 5 个取值。

$$y_i^* = X_i'\beta + u_i^*, \qquad (i = 0，1，2，3，4) \tag{7.1}$$

式（7.1）中，u_i^* 是独立同分布的随机变量，y_i 通过 y_i^* 按下式得到：

$$y_i = \begin{cases} 0（很好） & \text{如果} \quad y_i^* \leq \gamma_0 \\ 1（好） & \text{如果} \quad \gamma_0 \leq y_i^* \leq \gamma_1 \\ 2（一般） & \text{如果} \quad \gamma_1 \leq y_i^* \leq \gamma_2 \\ 3（差） & \text{如果} \quad \gamma_2 \leq y_i^* \leq \gamma_3 \\ 4（很差） & \text{如果} \quad \gamma_3 \leq y_i^* \end{cases} \tag{7.2}$$

其中，γ 为临界值，设 u_i^* 的分布函数为 $F(x)$，可以得到以下概率：

$$
\begin{aligned}
P(y_i = 0) &= F(\gamma_0 - X_i'\beta) \\
P(y_i = 1) &= F(\gamma_1 - X_i'\beta) - F(\gamma_0 - X_i'\beta) \\
P(y_i = 2) &= F(\gamma_2 - X_i'\beta) - F(\gamma_1 - X_i'\beta) \\
P(y_i = 3) &= F(\gamma_3 - X_i'\beta) - F(\gamma_2 - X_i'\beta) \\
P(y_i = 4) &= F(\gamma_3 - X_i'\beta)
\end{aligned} \tag{7.3}
$$

进一步可以得到模型中各个自变量对自评健康的边际影响，其计算公式如下：

$$
\begin{aligned}
\frac{\partial P(y_i = 0)}{\partial x_i} &= -\varphi(\gamma_0 - X_i'\beta)\beta \\
\frac{\partial P(y_i = 1)}{\partial x_i} &= -[\varphi(\gamma_0 - X_i'\beta) - \varphi(\gamma_1 - X_i'\beta)]\beta \\
\frac{\partial P(y_i = 2)}{\partial x_i} &= -[\varphi(\gamma_1 - X_i'\beta) - \varphi(\gamma_2 - X_i'\beta)]\beta \\
\frac{\partial P(y_i = 3)}{\partial x_i} &= -[\varphi(\gamma_2 - X_i'\beta) - \varphi(\gamma_3 - X_i'\beta)]\beta \\
\frac{\partial P(y_i = 4)}{\partial x_i} &= -\varphi(\gamma_3 - X_i'\beta)\beta
\end{aligned} \tag{7.4}
$$

式（7.4）中，$\varphi(\cdot)$ 为正态密度函数。本章将在以上模型分析的基础上识别农民自评健康影响因素的作用和各变量边际效应的大小。

7.1.2 实证结果与分析

采用有序 Probit 模型对各模型进行估计的结果见表 7.2。其中被解释变量（1）为基本的回归模型；被解释变量（2）引入年龄分组；被解释变量（3）引入人均收入的平方项，考察绝对收入递减效应假说是否成立；被解释变量（4）加入保险和医疗支出的交叉项，具体考察拥有保险的人的健康水平与医疗支出的变化关系；被解释变量（5）引入收入分组，以考察相对收入假说是否成立。

表 7.2   自评健康影响因素

解释变量	被解释变量：自评健康				
	（1）	（2）	（3）	（4）	（5）
是否参加保险	0.113 *	0.113 *	0.111 *	− 0.111	0.100
保险 × 医疗支出				0.098 **	0.095 *
医疗支出	0.062 ***	0.062 ***	0.063 ***	− 0.029	− 0.024
性别	− 0.121 ***	− 0.119 ***	− 0.119 ***	− 0.119 ***	− 0.122 ***
离医疗点的距离	0.035 *	0.034	0.033	0.035	0.037 *
文化程度	− 0.054 *	− 0.062 **	− 0.061 **	− 0.062 **	− 0.060 **
职业	− 0.095 ***	− 0.098 ***	− 0.097 ***	− 0.097 ***	− 0.098 ***
是否有慢性病	1.400 *	1.406 ***	1.409 ***	1.408 ***	1.404 ***
是否吸烟	− 0.091 **	− 0.091 **	− 0.091 **	− 0.090 **	− 0.093 **
是否听说过艾滋病	− 0.181 ***	− 0.188 ***	− 0.185 ***	− 0.188 ***	− 0.190 ***
年龄	− 0.044 **				
年龄平方	0.001 ***				
年龄立方	−6.9E − 06 ***				
人均收入对数	− 0.042 *	− 0.037	0.400 **	0.393 **	0.234
人均收入对数平方			− 0.028 ***	− 0.028 ***	− 0.021
15 ~ 25 岁为参照组					
26 ~ 35 岁 = 1		0.037	0.037	0.037	0.037
36 ~ 45 岁 = 1		0.132 **	0.133 **	0.1333 **	0.132 **
46 ~ 55 岁 = 1		0.382 ***	0.385 ***	0.384 ***	0.382 ***
56 ~ 65 岁 = 1		0.553 ***	0.555 ***	0.554 ***	0.551 ***
66 ~ 75 岁 = 1		0.759 ***	0.768 ***	0.769 ***	0.775 ***
76 岁以上 = 1		0.859 ***	0.858 ***	0.855 ***	0.852 ***
1000 元以下为参照组					
1001 ~ 3000 元 = 1					0.167
3001 ~ 5000 元 = 1					0.250 *
5001 ~ 7000 元 = 1					0.181
7001 ~ 10000 元 = 1					0.330 *
10001 元以上 = 1					− 0.167
γ_1	− 0.471	− 0.015	1.683 **	1.450 **	0.811
γ_2	0.545	1.000 ***	2.699 ***	2.466 ***	1.829 **
γ_3	1.607 ***	2.061 ***	3.760 ***	3.527 ***	2.890 ***
γ_4	2.575 ***	3.025 ***	4.726 ***	4.497 ***	3.859 ***
LR	1567 ***	1560 ***	1567 ***	1571 ***	1581 ***

注：*、**、*** 分别表示 10%、5%、1% 显著性水平。

详细分析以上 5 个模型的估计结果可知，几乎所有共有变量在各模型中的估计系数都相近，且变量的显著性相似，说明各模型的稳健性较高。LR 统计量显著不为零，模型构建也比较合理。下面将综合各列的回归结果进行集中讨论。

　　下面将依次解释各变量的相互影响关系。是否参保的回归系数大多数显著为正，说明参加保险者健康不佳的可能性较大。根据模型（三）求得的边际效应[①]可知（表 7.3），参加保险者自评健康好的边际影响减少 0.041，自评健康较差的边际影响增加 0.001，这说明存在逆向选择效应，即越是健康不佳者更愿意参加医疗保险。

表 7.3　　　　　　　　　　　　自评健康影响因素的边际效应

自变量	被解释变量：自评健康				
	Y = 0	Y = 1	Y = 2	Y = 3	Y = 4
医疗支出	− 0.023	0.002	0.015	0.006	0.001
性别	0.043	− 0.004	− 0.028	− 0.011	− 0.002
离医疗点距离	− 0.012	0.001	0.008	0.003	0.001
文化程度	0.022	− 0.002	− 0.014	− 0.005	− 0.001
职业	0.035	− 0.003	− 0.023	− 0.009	
是否参加保险	− 0.041	0.003	0.026	0.010	0.001
是否有慢性病	− 0.514	0.043	0.328	0.125	0.018
是否吸烟	0.033	− 0.003	− 0.021	− 0.009	− 0.001
是否听说过艾滋病	0.068	− 0.006	− 0.043	− 0.016	− 0.002
人均收入	− 0.146	0.012	0.093	0.036	0.005
26 ~ 35 岁	− 0.013	0.001	0.009	0.003	0.001
36 ~ 45 岁	− 0.049	0.004	0.031	0.012	0.002
46 ~ 55 岁	− 0.140	0.017	0.090	0.034	0.005
56 ~ 65 岁	− 0.203	0.017	0.129	0.049	0.007
66 ~ 75 岁	− 0.280	0.023	0.179	0.068	0.010
76 岁以上	− 0.313	0.026	0.200	0.076	0.011

　　资料来源：根据模型（三）计算各变量的边际效应值。

---

　　① 由于 γ 统计量在模型（三）、模型（四）中均显著，而模型（四）中保险和医疗支出系数不显著，为了具体考察其对健康的边际影响，所以按照模型（三）的估计结果计算各变量的边际效应。

医疗支出的回归系数显著为正，说明随着农民医疗支出的增加并没有促进健康水平的提高，说明现阶段农民的医疗支出属于被动支出，即健康不佳的农民容易发生医疗支出但是反而对健康的影响较小。

为进一步分离是否拥有保险可能作为中介变量的不利影响，需要引入医疗保险和医疗支出的交叉项进行再检验，结果发现二者间交互作用后仍然对自评健康存在显著的正向影响，再一次说明随着参加保险者的医疗支出的增加，农民的自评健康水平并没有显著提高，说明参加保险者极有可能是健康状况不佳者居多，证明了逆向选择效应的存在。

人均收入的回归系数主要看 Y = 0、Y = 2 和 Y = 3 三项，主要考察其二次项的影响关系。从结果中可知，人均收入与自评健康成显著负相关关系，表明收入越高自评健康状况越好。收入的二次项回归系数显著为负，说明收入与自评健康呈倒 U 形分布，进一步印证了自评健康递减的效应规律，即随着收入的提高，自评健康不好的概率呈现先上升后下降的状况。从边际效应结果进一步可知，随着收入的提高，农民选择自评健康最好的边际影响为 - 0.146，说明收入对健康的影响逐渐减弱，证实了绝对收入假说成立。从 Y = 4 逐步引入收入虚拟变量后的结果可知，只有当最高收入段时，自评健康比 1000 元以上收入居民自评健康更好的概率大，其余收入段的农民自评健康较差的可能性更高。但只有 3001 ~ 5000 元收入段和 7001 ~ 10000 元收入段变量前的回归系数在 10% 的显著性水平下显著。鉴于多数回归系数不显著且系数大小没有规律，初步判断健康的相对收入效应并不显著存在。

年龄变量和自评健康显著呈 U 形关系，即随着年龄的增加农民的自评健康越好，不过达到一定年龄后自评健康却变得越来越差。引入年龄虚拟变量后的实证结论进一步确认了拐点的大小，由于虚拟变量的回归系数从 36 岁开始显著为正，大概说明农民在 36 岁以后自评健康不好的概率开始逐渐提高，可见年龄对健康的影响呈现显著的非线性特征。这个结论也与已有相关研究结论类似，赵忠（2006）[①] 的年龄拐点大约在 30 岁，即随着年龄的提高自评健康较好的概率逐渐降低（从 - 0.049 降低到 - 0.313），年

---

① 赵忠. 我国农村人口的健康状况及影响因素 [J]. 管理世界，2006（3）：78 - 85.

龄对健康的折旧效应非常明显。

代表信息认知的"是否听说过艾滋病"前面的回归系数显著为负，说明信息认知较好的农民自评健康较好的概率比较大，表明信息认知对健康的重要影响。离医疗点越近自评健康较好的概率较大，说明距离医疗服务点较近有利于获得及时的医疗服务，表明医疗服务便利性的重要性。此外，男性比女性自评健康好的可能性更高，从事体力劳动的男性可能对不健康状态的承受能力比较强，也可能与家庭更加重视男性健康有关，因为男性是务农的主体，必须更注重自身健康。文化程度较高者自评健康较好的概率较大。从事非农高级管理人才的自评健康较高的可能性比从事体力劳动的农民要大，说明了职业对健康的不同影响。唯一不能理解的是吸烟者自评健康好的可能性更高，吸烟的人没有体会吸烟的真正危害而忽视了潜在危害。患慢性病者自评健康较差。

如表7.3所示，按边际效应的大小排序，对健康不利影响的因素依次有慢性病、没有医疗保险、医疗支出、离医疗点的距离，边际影响依次是－0.514、－0.041、－0.023、－0.012。对健康有利影响的因素按大小排序依次是知道艾滋病信息、性别、职业、吸烟、文化程度，边际影响依次是0.068、0.043、0.035、0.033、0.022。除了吸烟变量的影响作用与常识不同，其余变量均与常识相符。说明社会应该更关注吸烟群体，逐步提高吸烟者的健康意识。

7.2 "新农合"制度供需对比分析

结合2012年大连市调查问卷与2012年《中国卫生统计年鉴》相关数据，从农民需求角度和"新农合"制度供给角度出发，按照健康风险管理过程描述农民的健康风险管理现状，为"新农合"制度再设计的有关思考提供现实依据。

7.2.1 健康风险识别

（1）农民需求角度。

第一，自评健康情况。针对大连市调查问卷情况，识别农民的健康风险。

自评健康来自于农民自身的认识，虽然会存在低估或者高估的主观倾向，但仍然是一个可信度较高的指标，它反映了个人健康的重要信息。从表7.4可知，健康一般、不好和非常不好所占比例43.3%，好和非常好所占比例共为56.7%，二者所占比例相近，这说明目前农民的健康风险较大。鉴于不同年龄和性别的农民其自评健康可能存在差异，下面将按年龄和性别两个维度进行交叉分析。

表7.4　　　　　　　　　　　　自评健康现状

选项	频数	百分比
非常好	27	13.4
好	87	43.3
一般	56	27.9
不好	25	12.4
非常不好	6	3.0

从表7.5可知，总体而言，年龄越大者自评健康不好的所占比例越大，自评健康较好所占比例越小。尤其是30岁以下农民没有健康不好的情况，而60岁以上的农民自评健康不好所占比例高达64%，选择非常不好的百分比更是达到66.7%，由此可见，老年人的健康现状更应该受到关注。

表7.5　　　　　　　　年龄和自评健康交叉分析表　　　　　单位:%

年龄	自评健康					总计
	非常好	好	一般	不好	非常不好	
18 岁及以下	3.7	1.1	0.0	0.0	0.0	1.0
19~30 岁	3.7	4.6	5.4	0.0	0.0	4.0
31~40 岁	25.9	12.6	17.9	0.0	16.7	14.4
41~50 岁	33.3	19.5	16.1	8.0	0.0	18.4
51~60 岁	22.2	21.8	16.1	28.0	16.7	20.9
60 岁以上	11.1	40.2	44.6	64.0	66.7	41.3
总计	100	100	100	100	100	100

由表7.6可知,女性自评健康非常好的比例远低于男性,而自评健康不好的比例却远高于男性,这说明农村中女性的健康状况更应该引起关注。

表7.6　　　　　　　　　　　性别和自评健康交叉分析表　　　　　　　　单位:%

性别	自评健康					总计
	非常好	好	一般	不好	非常不好	
男性	77.8	47.1	55.4	20.0	50.0	50.2
女性	22.2	52.9	44.6	80.0	50.0	49.8
总计	100	100	100	100	100	100

第二,慢性病情况。由表7.7可知,36.3%的农民知道自己有慢性病,62.2%的农民认为自己没有慢性病。也有部分农民对自身状况并不了解,实际的慢性病患者可能会更高。表7.8列出按年龄分段的慢性病情况,表中可明显看出,随着年龄的增长,慢性病患者开始逐渐增多,尤其是60岁以上老人所占总比例达到60.3%,表明慢性病已经成为老年群体的主要医疗费用负担。这么高比例的慢性病现状再一次说明慢性病对健康的风险危害正不断加大。而如表7.9所示,男性患慢性病所占比例低于女性,说明女性患慢性病可能性更大,更应该受到足够重视。

表7.7　　　　　　　　　　　　　　患慢性病现状

选项	频数	百分比
否	125	62.2
有	73	36.3
不知道	3	1.5

表7.8　　　　　　　　　　　年龄和患慢性病交叉分析表　　　　　　　　单位:%

年龄	慢性病			总计
	没有	有	不清楚	
18岁及以下	1.6	0.0	0.0	1.0
19~30岁	6.4	0.0	0.0	4.0
31~40岁	19.2	5.5	33.3	14.4
41~50岁	23.2	11.0	0.0	18.4

续表

年龄	慢性病			总计
	没有	有	不清楚	
51~60 岁	19.2	23.3	33.3	20.9
60 岁以上	30.4	60.3	33.3	41.3
总计	100	100	100	100

表 7.9 性别和患慢性病交叉分析表 单位:%

性别	慢性病			总计
	没有	有	不清楚	
男性	60.0	35.6	0.0	50.2
女性	40.0	64.4	100	49.8
总计	100	100	100	100

在此特别对慢性病加以简介,以说明慢性病的发展趋势和潜在危害。慢性病并非特指一种病,而是一组疾病。慢性病即慢性非传染性疾病,是一组与生活方式和环境因素相关的病因复杂、病程长、危害严重、医疗费用高、多脏器损伤的疾病。在国内,主要指常见的四类病:心脑血管疾病、糖尿病、癌症以及慢性呼吸道疾病等。据《经济参考报》报道,慢性病已成为当今世界的头号杀手。卫生部公布的资料显示,2008 年全球有 5700 万人死于慢性病,占所有死亡人数的 63%,预计 2030 年这一比例将上升至75%。伴随工业化、城镇化、老龄化进程加快,我国慢性病发病人数也快速上升,目前中国确诊的慢性病患者已超过 2.6 亿人,因慢性病导致的死亡占总死亡的 85%[①]。

慢性病对个人造成了严重的经济负担。慢病中心的数据显示,2009 年中国城镇居民人均可支配收入为 17175 元,农村居民人均纯收入为 5176.9元。罹患常见慢性病住院一次,城镇居民至少花费人均收入的一半,农村居民至少花费人均收入的 1.3 倍。心梗冠状动脉搭桥的住院花费最高,是城镇居民人均可支配收入的 2.2 倍,农村居民人均纯收入的 7.4 倍[②]。由此可见,慢性病已经成为影响农民健康风险的主要因素,不仅造成比较严重

---

①② 经济参考报. 中国 2.6 亿人确诊慢性病医疗费将超 5 千亿美元 [N]. 2012 – 8 – 17.

的经济损失和沉重的心理负担,而且会不断侵蚀我国不断紧缺的劳动力资源,进而影响我国经济稳定发展的人力资源储备。

(2)"新农合"制度供给角度。

从"新农合"制度供给角度对农民健康风险意识进行考察的主要依据是辽宁省各地区"新农合"的保障范围(即通常所说的覆盖面)实践,即通过保障范围从供方角度分析"新农合"对健康风险的识别状况。由于大连市"新农合"工作在全省走在前列,另外考虑大连市数据资料的可得性,故本文主要选取大连市普兰店市"新农合"作具体实例分析。根据相关政策文件梳理主要内容为:① 门诊报销。范围局限在农村定点医院,只要在门诊就医便可以得到报销。对建立居民健康档案的患高血压、糖尿病、精神病的参合农民报销标准适度提高。② 住院报销。对凡是在乡镇、市县、市级及以上的住院患者均可以得到报销。③ 重大疾病保障。对白血病、儿童先天性心脏病、妇女宫颈癌、妇女乳腺癌等疾病进行重点补偿。根据资金结余情况,对自付费用超过 4 万元的患者实行二次补偿。④ 门诊大病报销。主要包括恶性肿瘤、慢性尿毒症、再生障碍性贫血、器官移植后续治疗、系统性红斑狼疮、中晚期慢性重症肝炎及并发症。⑤ 其他群体特殊保障。主要包括外伤患者报销、残疾人部分治疗项目以及五保户的住院管理。

(3)供需差异分析。

需求角度,从群体需求看,老年人和女性群体健康状况不佳的可能性更大,故是医疗服务需求应该照顾的重要对象。从病种需求看,慢性病逐渐成为农民的医疗费用负担,故对慢性病应做特殊制度安排。

供给角度,从群体需求看,儿童和妇女是"新农合"医疗保障的重点关照对象。住院大病以及门诊大病是医疗保障的重点。困难群体或者无第三方承担的意外事故的外伤患者也包括在"新农合"保障范围内。

从供需差异角度分析可知,总体上"新农合"制度基本涵盖了农民的基本健康需求,如住院需求、儿童以及妇女的特殊需求、困难群体需求、意外事故需求等。因此,从制度覆盖层面可认为目前的保障比较全面。但从实际中供需匹配角度分析还存在以下几方面的不足:

一是乡村诊所没有纳入定点补偿范围。因此不利于农民就近获得补偿受益,因为农民往往不愿意到距离较远的乡镇医院进行门诊治疗。

二是慢性病补偿范围和补偿标准亟须拓展和提高。目前没有将慢性病单独纳入补偿范围，而是将其与所有门诊共同报销，仅是在报销水平方面适度增加。鉴于慢性病种类较多，仍需要对常见慢性病的补偿范围和水平作进一步提高。据2012年《中国卫生统计年鉴》统计，2008年农村居民慢性病患病比率前十名依次是，高血压占38.5%，胃肠炎占11.7%，类风湿性关节炎占11.3%，椎间盘疾病占9.3%，脑血管病占8.3%，慢性阻塞肺病占7.1%，胆结石胆囊炎占5.2%，糖尿病占4.8%，消化性溃疡占3.5%，缺血性心脏病占3.7%。因此，在慢性病补偿方面，如何补偿和补偿多少需要仔细研讨。

三是老年群体特殊需求没有受到足够重视。从7.1节的健康风险因素分析可知，老年群体随着年龄的增加健康状况会越来越差。但实际中老年群体与其他群体待遇一样，考虑到农村老年群体收入来源较少，收入水平较低而患病较多，为了保障老年群体的特殊健康需求，应该给予这部分群体相应的制度福利保障，"新农合"可以发挥积极作用。

四是不论是住院还是门诊报销均应扩大大病保障范围。通过实际调研发现，给农民造成严重经济负担的仍然是大病，尤其是特大疾病。通常情况下面临大病时的医药费用支出高达十几万元甚至几十万元，对于农民而言显然负担过重，极容易导致农民"因病致贫"和"因病返贫"。尽管总共20类大病已经纳入到重大疾病保障范围，但从现实情况看普兰店市"新农合"的大病保障范围仍需要进一步完善。结合本地健康风险状况，不断拓展大病补偿范围，才能有效降低农民的健康风险。

7.2.2 健康风险评估

（1）农民需求角度。

第一，健康风险因素评估。健康风险因素分析主要考虑的问题是哪些因素对居民健康产生危害，主要包括生理因素、环境因素和社会经济因素等。生理因素主要指基因的影响。环境因素主要包括气候、公共卫生、空气和水污染、食品安全等，从近年来环境因素对居民健康产生严重危害越来越受到重视的背景下，足见环境因素确实已经对居民健康产生了非常不利影响，应该受到足够的重视。社会经济因素主要包括个体特征和医疗卫生状况等，如居民收入、医疗服务的可及性、个人生活习惯、性别、居民教育水平、信息认知程度、职业等因素。本书没有考察生理因素和环境因素对健康风险的影响，但并不意味着这两类因素不重要，从社会感知层面已经说明生理和环境因素也是健康风险的主要来源，尤其是环境因素的影响在显著增强，群体性健康不良的出现，如癌症村的快速增多就是典型例子。出于研究需要，本书主要强调社会经济因素对健康需求的影响，为"新农合"的制度设定提供参考。

按照7.1节中农民健康风险影响因素分析结果可知：①低收入者健康状况不佳的概率较高，因此健康风险较大，农村贫困群体的健康需求应该更受重点关注；②随着年龄的提高，农民健康状况不佳的概率更高，老年人群体的健康应重点关注；③慢性病患者自评健康不佳的可能性更高，应重点关注慢性病风险；④男性比女性自评健康较好的概率大，女性健康状况不好的现状不容忽视；⑤教育水平高的农民健康状况越好；⑥医疗服务可及性越好，农民自评健康较好的概率越大；⑦信息认知程度显著影响自评健康水平，信息认知能力能够促进健康水平的提升；⑧职业属性影响自评健康判断，与纯务农农民相比，非农农民健康较好。

第二，健康的经济风险评估。利用大连市调查问卷中"患大病后是否消费降低"以及是否存在"看病贵"现象两个选项的选择评估农民所面对的健康经济风险。本书认为度量健康经济风险最好的办法是结合某种疾病可能产生的潜在总费用与居民可支付能力两方面判断农民面临的健康经济风险。但由于统计数据和调查数据的缺失并不能实现此想法。因此本书采用折中的办法，不直接将医疗费用与经济能力相对比，而采用患病后消费是否降低以及"看病贵"的主观感受加以间接度量。如果患病后农民的消费长时间降低，那么可以说明患病对家庭造成了较大的经济负担，因此健康的经济风险较大。同样，如果认为"看病贵"的居民较多，那么也说明农民的健康经济风险较大。

从表7.10可知，农民一旦患大病后，会导致63.7%的农民消费水平长时间降低，所占比例与不会和短时间会的差距较大。这说明大病负担对农民而言仍然较重，已经严重影响了农民的生活水平，降低了农民的福利。可见，农民的健康经济风险较大。

表 7.10　　　　　　　　　　患大病后消费是否降低

选项	频数	百分比
短时间会	29	14.4
不会	44	21.9
并且时间长	128	63.7

从表 7.11 可知，59.7% 的农民认为目前"看病贵"，而认为"不贵"的比例只占 7.5%。在实地调查中还发现，尤其对于贫困的农民，疾病负担已经严重影响了其正常生活，当遭遇重大疾患时甚至出现放弃治疗的现象。由此可见，如果农民身患大病，那么农民的健康经济风险确实更大。

表 7.11　　　　　　　　　　"看病贵"态度

选项	频数	百分比
不贵	15	7.5
还可以	66	32.8
贵	120	59.7

除此之外，为更好地刻画农民住院所面临的健康经济风险，下面用大连市历年来平均住院费用进一步评估农民健康经济风险状况。表 7.12 为 2008～2011 年大连市各级医院平均住院费用。

表 7.12　　　　　　2008～2011 年大连市各级医院平均住院费用　　　　单位：万元

年度	平均费用		市级		县级		乡级	
	次均支出	次均补偿	次均支出	次均补偿	次均支出	次均补偿	次均支出	次均补偿
2008	3856.19	1393.90	10815.41	2684.44	4164.87	1528.74	1794.38	947.53
2009	4160.03	1686.48	10145.40	2878.27	4253.69	1778.30	2243.91	1239.24
2010	4576.08	1889.49	12644.94	3526.04	4530.02	1941.76	2347.55	1377.76
2011	5129.46	2227.66	13863.09	3791.56	4715.62	2249.08	2614.46	1649.30

资料来源：大连市卫生局。

从表 7.12 可知，大连市整体的平均住院费用逐年在增加，市级医院住院费用明显增多。农民在市级医院就医所面临的健康经济风险明显比县级和乡级医院就医所面临的健康经济风险大。说明农民去级别较高医院就医的可及性仍然较差。

（2）"新农合"制度供给角度。

从"新农合"制度供给角度考察健康风险评估主要围绕的依据是"新农合"对健康经济风险的保障能力。"新农合"制度采取门诊和住院均补偿的模式，近年来尤其加大了住院费用的补偿力度，并逐步强化了重大疾病的保障机制。可见，"新农合"制度关注的焦点是重大疾病对农民负担的影响。

但是补偿标准和补偿水平的确定是难点。本书认为最好对重大疾病可能造成的经济风险加以量化，具体明确不同情况下的诊疗措施和相关费用，这样就能直接考察农民的经济负担状况。因此，逐渐扩大按病种付费可以深入研究。但由于缺少具体医疗数据，本书还不能全方位地评估各种疾病的经济风险。仅能利用已有的几个单病种付费作大体分析。在此仍然以大连市的普兰店市（以下简称"普市"）和瓦房店市（以下简称"瓦市"）为例。表7.13和表7.14分别给出了县级部分医院和乡镇医院的人均费用控制和人均结算最高标准。

表7.13　　　　　　　　　县级单病种医疗费用最高结算标准

普市中心医院、大连结核医院（普市）、金州医院、瓦市中心医院、瓦市三院、瓦市中医院		起付线300元，报销比例70%	
序号	病种	人均结算最高标准（元）	人均医疗费用控制（元）
1	急性单纯阑尾炎	1750	2800
2	剖宫产　全切	1470	2400
	剖宫产　次全切	2450	3800
3	子宫肌瘤　单侧（不含补片）	2030	3200
	子宫肌瘤　双侧（不含补片）	1750	2800
4	疝气	2240	3500
5	正常分娩	630	1200

资料来源：根据普兰店市卫生局"新农合"政策文件整理而得。

表 7.14 乡镇卫生院单病种医疗费用最高结算标准

乡镇卫生院		起付线 100 元，报销比例 80%	
序号	病种	人均结算最高标准（元）	人均医疗费用控制（元）
1	急性单纯阑尾炎	1520	2000
2	剖宫产　全切	1840	2400
	剖宫产　次全切	2320	3000
3	子宫肌瘤　单侧（不含补片）	1840	2400
	子宫肌瘤　双侧（不含补片）	1200	1600
4	疝气	1680	2200
5	正常分娩	688	960

资料来源：同表 7.13。

从表 7.13 和表 7.14 可知，按单病种结算能够清晰地识别农民健康经济风险的大小。但由于医院等级不同，所面临的健康经济风险也不同。以急性阑尾炎为例，在县级医院所面临的健康经济风险大约为 2800 元，乡镇医院则为 2000 元，人均最高结算标准分别为 1750 元和 1520 元，依此计算人均实际支出大约在 1050 元和 480 元。由此体现了"新农合"补偿机制向基层倾斜的政策导向。但由于这些疾病均是常见病，且总费用支出较少，因此对农民的经济风险影响并不大。

（3）供需差异分析。

从健康需求角度出发，低收入者群体、女性群体、慢性病患者、老年群体等自评健康不佳的可能性更高。从面临的健康经济风险角度出发，大病对农民的健康经济风险影响较大，而常见疾病对农民的健康经济风险影响较小。此外，市级医院就诊所面临的健康经济风险较县市及以下医院所面临的风险大。从患病后农民多数均出现消费的长时间降低可知，农民的健康经济风险较大，只能靠降低未来消费来平衡。从看病贵的程度分析，农民对大病补偿提高标准的需求尤其强烈，因为大病开支仍然会对家庭造成沉重负担。

从社会服务供给角度，大病和特大疾病已经成为政府的工作重点。但大病的经济风险没有被系统地评估，导致无法量化重大疾病对农民经济风险的大小，只能通过农民普遍反映出的"看病贵"加以初步认识，至于具体影响程度大小仍不明确。政府未来的工作可以将大病的经济风险进行量化，这样不仅能控制费用的不合理增长，也能为"新农合"的补偿机制提供必要参考，以有效减轻农民的经济负担。

7.2.3　健康风险应对

（1）农民需求角度。

健康风险应对主要包括先期预防策略和后期应对策略两部分。在文献综述中，已经详细论述了农民健康风险管理的主要策略，但多数主要关注发生健康风险后的应对策略，即家庭如何应对医药费用开支问题。问卷调查的问题是"当您生大病需要住院时，您一般是怎样解决看病费用的？"总共有 5 个选项，分别为动用存款、向亲戚朋友借、贷款、用"新农合"报销以及其他形式，分析结果见表 7.15。

表 7.15　　　　　　　　　　　住院医疗费用解决方式

选项	频数	百分比
动用存款	173	87.4
向亲戚朋友借	91	46.0
贷款	4	2.0
用"新农合"报销	114	57.6
其他	6	3.0

从表 7.15 可知，当农民需要住院支出时，87.4% 的农民首先会选择动用存款，这说明农民的预防性储蓄比较明显，通过储蓄的方式防止可能发生的疾病经济风险。当调查者进一步询问农民"这种储蓄是否占总收入较大"时，他们大多并不能给出明确答案，主要原因是家庭储蓄不仅仅包括应对疾病风险，还包括其他诸如住房和养老风险等。但由于其他方面开支较多，还没有及时对自身健康给予特别关注，因此总体而言这种储蓄所占总收入并不大，因此大多数农民选择所占比例为 20% 以下。其次是所采用的办法是用"新农合"报销，所占比例达到 57.6%，这说明"新农合"制

度已经成为农民健康风险管理的主要手段。再次是向亲戚朋友借款。再其次的选项是其他，这主要针对老年群体而言，一般情况下，当他们生病时通常依靠子女资助。最后是贷款，所占比例仅为2%，这说明正规借贷在农民健康风险管理中所发挥的作用比较微弱。综上可知，存款是农民健康经济风险应对的最主要办法，而"新农合"发挥了其在保障健康经济风险中的积极作用，非正式的借贷在农民健康风险管理中的作用也不容忽视。

考察健康风险应对的预防措施方面，在调查中所设置的具体问题是：在过去一年中，您为了自己的身体健康，采取了哪些预防保健措施？选项有6项，没有进行任何检查、健康体检、老年人体检、血糖检查、高血压检查以及其他。统计分析结果见表7.16和表7.17。

表 7.16　　　　　　　　　　　　预防保健措施

选项	频数	百分比
没有	90	45.7
健康体检	60	30.5
老年人体检	52	26.4
血糖检查	27	13.7
高血压检查	35	17.8
其他	1	0.5

表 7.17　　　　　　　年龄和保健行为交叉分析表　　　　　　　单位:%

保健行为	年　龄					
	18 岁以下	19 ~ 30 岁	31 ~ 40 岁	41 ~ 50 岁	51 ~ 60 岁	60 岁以上
没有	100.0	75.0	44.8	52.5	32.8	22.4
健康体检	0.0	25.0	41.4	22.5	19.7	20.0
老年人体检	0.0	0.0	6.9	10.0	16.4	28.8
血糖检验	0.0	0.0	3.4	5.0	14.8	12.0
高血压检验	0.0	0.0	3.4	7.5	16.4	16.8
其他	0.0	0.0	0.0	2.5	0.0	0.0
总计	2	8	29	40	61	125

从表 7.16 和表 7.17 可知，45.7% 的农民没有进行过任何的预防保健措施，这其中以年轻群体和中年群体居多。60 岁以下的农民没有进行任何保健行为的比例均高于采取任何一种保健行为的比例。60 岁以上老年群体采取任何一种保健行为所占比例达到 77.6%，说明老年人的预防保健意识较好，这与大连市免费为 60 岁以上老年群体体检的优惠政策密不可分。但在现实中仍然有一些老年人不愿意体检，依然存在健康保健意识不强问题。有些老年人自感身体较好而不需要体检，但可能是对自身健康的潜在危机认识不足，甚至还有一些老年人担心一旦检测出疾病，便会给家庭造成经济负担。这些问题影响了"新农合"的政策优惠措施的有效实施。总体上老年人健康体检开展较为顺利，"新农合"为老年人健康预防提供了必要的保障。

但是"新农合"健康保健预防的重点仅包括老年群体，中年群体和青年群体并不在保障范围内。面对年轻人采取预防措施的行为较少的严峻现实，必须采取措施提高年轻人的健康保健意识。近年来许多大病尤其是癌症的发生率正逐渐呈年轻化趋势，如胃癌、乳腺癌等，年轻人所面对的工作压力加大、生活方式的不合理以及饮食无规律等均会对其健康造成非常不利的影响，因此年轻人和中年人更应该增强健康意识。鉴于"新农合"制度的逐渐完善，为培养年轻人的健康保健意识，"新农合"应将年轻人也纳入预防保健的保障范围内，促进农民预防保健意识的逐渐形成。

（2）"新农合"制度供给角度。

从"新农合"制度供给角度研究健康经济风险应对的主要办法是考察"新农合"预防和应对的各种策略。以大连市为例，健康风险预防工作的重点是保障老年群体健康需求，尤其是针对 60 岁以上老年人实行免费体检的政策。从执行效果看，该项惠民政策执行得比较好，主要表现是很多老年人的疾病能够及时得到排查，并进行了及时的治疗。

健康风险应对方面的主要依据考察"新农合"制度所规定的各项保障范围的补偿标准，下面以大连市的普兰店市为例。

①门诊报销标准。范围局限在农村定点医院，报销标准年封顶线为 200 元。对建立居民健康档案的患高血压、糖尿病、精神病的参合农民报销标准分别为 400 元、400 元和 500 元。

② 住院报销。对凡是在乡镇、市县、市级及以上医院住院的患者均可以得到报销。住院报销累计封顶线为 10 万元。其中，乡镇医院报销 80%，起付线 100 元，次封顶线 10000 元；市（县）级医院报销 70% ~ 75%，起付线 300 元，次封顶线 30000 元；市级及以上医院报销 50%，起付线 500 元，次封顶线 60000 元。

③ 重大疾病保障。对白血病、儿童先心病、妇女宫颈癌、妇女乳腺癌等疾病进行重点补偿。其中，白血病医疗费用累计 15 万元以内部分按照 70% 补偿，超过 15 万元部分按照定点医院级别确定的比例补偿；儿童先心病定额内按照 70% 补偿，超出按照定点医院级别确定的比例补偿；妇女宫颈癌治疗费用 1.5 万元以内按照 70% 补偿，超过 1.5 万元部分按照医院级别确定的比例补偿；妇女乳腺癌治疗费用 1.2 万元以内部分按照 70% 补偿，超过部分按照医院级别确定的比例补偿。根据资金结余情况，对自付费用超过 4 万元的患者实行二次补偿。

④ 门诊大病报销。主要包括恶性肿瘤、慢性尿毒症、再生障碍性贫血、器官移植后续治疗、系统性红斑狼疮、中晚期慢性重症肝炎及并发症。住院和门诊大病报销封顶线累计 10 万元。

⑤ 其他群体特殊保障。主要包括外伤患者报销、残疾人部分治疗项目以及五保户的住院管理。这些群体根据具体的管理规定进行补偿。

（3）供需差异分析。

需方角度。首先，预防保健方面中比较突出的问题是年轻人的预防保健重要性仍未引起足够重视，而老年人预防保健行为较好的例子说明对年轻人采取免费政策一定能够得到年轻群体的积极响应。其次，农民仍将储蓄作为面对疾病及风险应对的最重要手段。再次是用"新农合"报销，主要原因是实际住院费用中自付支出所占比例仍然较大。虽然政策规定的报销比例为 75%，但是扣除医疗保险范围外的服务项目的支出，农民普遍反映实际补偿比较低。因此，提高大病的补偿标准是广大农民最迫切的期望。

供方角度。首先，面对 60 岁以上老人的预防保健政策进展较为顺利，但是 60 岁以下居民不在保障范围内。其次，健康经济风险补偿标准逐步提高。国务院办公厅在《深化医药卫生体制改革 2012 年主要工作安排》中规定，"新农合"政策范围内统筹基金最高支付限额为全国人均纯收入的 8 倍以上，且不低于6万元。住院报销比例达到75%，逐步缩小与实际住院费用支出比例的差距。辽宁省沈阳市住院报销封顶线为12万元，大连市为10万元，其余市为6万元。但是按照大连市相关政策计算可知，假设能够得到的报销比例为50%，如果农民能够得到10万元的上限报销，那么总医药费用支出大约为20万元，个人自付费用仍为10万元。如果总医药费用在10万元以下，个人自付费用仍然在5万元。因此大病对于农民而言自付费用负担仍然较重。因此，在控制医疗费用不合理增长的同时不断提高住院实际补偿标准仍是未来工作的重点。

7.3 "新农合"制度改进分析

7.3.1 "健康风险识别"制度改进

（1）针对慢性病的制度安排。

鉴于慢性病已经成为严重影响居民健康的重要疾病，应紧密跟踪农村慢性病发展趋势，及时对慢性病病种进行归类，并对影响慢性病发生的病因进行深入分析，及时将这些信息传递给农民，提高农民健康安全意识。

（2）针对老年人的制度安排。

随着年龄增长，老年人健康状况不佳概率更高。同时老年人也是慢性病高发的群体。由于老年人经济来源渠道较少，经济基础较差，尤其当生大病时几乎完全靠子女资助，健康经济风险压力较大。因此，"新农合"应将老年人作为重点照顾对象，并适度给予报销范围和报销标准方面的特殊照顾。

（3）针对贫困群体的制度安排。

农村贫困群体不仅仅包括五保户，也包括其他收入较低的家庭。贫困群体不仅在缴费上需要政府照顾，在发生疾病时更容易发生放弃治疗的现象。因此，应该对贫困群体加以特殊照顾，专门成立贫困群体的"新农合"基金，国家应该给予财力支持，同时也应该加大筹资渠道，并逐步吸引社会资本的加入，比如得到社会慈善基金的扶持。此外，应不断强化"新农合"制度和社会救济制度的有效结合，发挥社会救济制度在降低农村贫困群体健康风险中的重要作用。

（4）针对重特大疾病的制度安排。

如前所述，目前影响农民"因病致贫"和"因病返贫"的仍是大病风险，尤其是特大疾病。此类疾病医疗费用高达几万元甚至几十万元的现实对农民而言数额巨大，无力承受。因此还应该不断加大对重特大疾病的补偿力度，同时应对重特大疾病对农民可能造成的经济风险作出评估，以采取合适的补偿标准，切实有效降低农民面临重特大疾病时的过重经济负担。

（5）针对健康风险因素的制度安排。

近年来，影响农民健康风险的因素不断增多，如环境污染、食品安全等已经严重危害了居民的健康。在某些地方甚至出现群体患病的严重现象，环境污染、食品安全等与居民日常生活息息相关的问题必须受到足够重视。各级政府应该重新树立更健康的发展观念，必须深化对健康重要意义的理解，当面对严重影响居民潜在健康的项目工程时必须予以坚决反对，或者采取必要的手段加以化解。各地卫生部门更要结合当地卫生资源现状，对影响农民健康的风险因素和潜在因素及时加以宣传，并不断增强农民的健康保护意识。

7.3.2 "健康风险评估"制度改进

（1）识别健康风险因素。

政府部门应该认真系统分析影响农民健康的社会和环境等因素，并采用相应指标进行测量以评估其对农民健康风险的影响程度。如空气污染、水污染、土壤污染、食品安全等近年来备受关注的环境污染问题。很多学者研究了各种环境因素与健康的关系，包括危害识别、剂量—效应分析、暴露评价及风险表征4个步骤，对每一步骤进行了详细的探讨，提出了危害识别与判定方法及原则，毒性因子查询、暴露量和风险计算等方法（李政红等，2008）[1]，并制定设计了一套健康风险评估的评价体系，但特别针对农民的相关研究仍然较少。鉴于农民处于弱势地位的现状，应该得到更多的关注。

① 李政红，毕二平，张胜等. 地下水污染健康风险评价方法 [J]. 南水北调与水利科技，2008 (6)：47–51.

（2）及时地健康状况评估。

医疗机构应该在详细分析农民健康状况的基础上，及时提出促进健康水平的建议和需要注意的事项。因为一些研究已经表明，如果在诊疗过程中明确指出患者的健康状况并提出注意事项，那么就会明显提高这些人的健康水平。由于农村的医疗设施比较落后，农村的医护人力资源仍较为缺乏，要想对农民健康状况进行全方位地详细检查并不现实。因此，政府应切实加强基层医疗机构的医疗服务能力，使其能够及时发现健康风险的潜在不利因素，及早预防并合理治疗。

（3）量化健康经济风险。

分析各种重大疾病风险对农民健康经济风险可能造成的影响大小。具体做法是通过医生的诊疗经验，针对大病支出做出规范的分析并加以具体分类，尽量量化各种大病可能造成的经济风险，然后依次制定相应的"新农合"补偿政策。"新农合"采用现收现付制度，根据收支平衡原则进行基金年度调配，针对大病或特大疾病实行统一的报销标准。但是不同家庭的经济状况对疾病费用的承受能力不尽相同。因此，考虑公平目标，"新农合"制度设计中应该考虑到不同居民的经济承受能力，特别是贫困群体，进而实现以需求为导向评估居民的健康经济风险，才能有利于农民公平地享受医疗服务，避免因费用负担而被剥夺享受健康的权利。

（4）促进健康风险管理公司发展。

目前，农民健康风险的识别与评估工作仍未全面展开，主要原因与我国商业健康保险市场发展滞后有关。从国外健康风险管理的有益经验可知，作为第三方的健康风险管理公司在健康风险评估中作用巨大。健康风险管理公司从专业视角综合评价影响健康风险的因素，并用计算机软件等科学研究方法对健康风险进行评估。尤其是近年来个性化的服务更有针对性，能够及时了解居民健康现状。由此可见，健康风险管理公司在疾病预防和早期识别病情方面作用突出。

由于我国农村经济发展落后，商业健康保险覆盖面较窄。目前主客观条件并不具备，因此在农村成立健康风险管理公司还不现实。如农民健康保险意识尚未形成的主观障碍和健康管理公司运行机制不健全的客观局限，均为健康风险管理公司在农村的建立设置了极大的阻碍。不过对于现阶段的工作重点而言，健康风险管理公司所强调的从疾病治疗向疾病预防转变的重要理念值得"新农合"借鉴。

在农村乡村基层卫生机构可以先充当健康风险管理公司的作用，主要包括村诊所及乡镇卫生院。由于这些基层机构能够随时和农民接触，对农民的需求比较了解，因此在疾病预防方面能够发挥积极作用。因此，强化基层卫生机构的预防功能可以作为未来农村医疗保障制度建设的重点。

7.3.3 "健康风险应对"制度改进

（1）建立疾病预防机制。

目前"新农合"旨在解决疾病治疗以缓解农民"看病难"和"看病贵"问题。为确保"新农合"的可持续发展，必须借鉴国外从侧重治疗向重视预防转变的经验。我国的公共卫生管理承担着疾病预防的功能，其中包括10项国家基本公共卫生服务项目，以及重大卫生项目，包括传染病、慢性病、职业病、重度精神病、重大地方病等严重危害群众健康的疾病防治。这部分工作主要由卫生部、发展改革委以及财政部负责。可见，疾病预防范围较广，大都是比较宏观的公共卫生项目，在实际具体实施过程中并不能很好地度量其效果，导致政策不能很好地被落实。因此，以消费者个人为中心的健康风险管理还相差甚远。

公共卫生管理与"新农合"联系较紧密的方式是建立居民健康档案。国务院办公厅颁布的《深化医药卫生体制改革2012年主要工作安排》中明确规定，提高基本公共卫生服务均等化水平，城乡居民健康档案规范化电子建档率达到60%以上，高血压、糖尿病患者规范化管理人数分别达到6500万、1800万。而在"新农合"制度中，以2012年大连普兰店市"新农合"为例，建立居民健康档案的患高血压、糖尿病、精神病的参合农民门诊报销年封顶线分别达到400元、400元和500元。电子健康档案的建立能随时了解农民的健康状况，为实施积极的健康干预提供了便利条件。

由于中国商业健康保险仍处于起步阶段，城市建立健康风险管理公司尚存在诸多阻碍，农村更不现实。从长远看，中国有必要建立类似于健康风险管理公司的机构，同时建立起类似于管理式医疗的管理体制，理顺医疗机构和保险机构之间的关系，并将疾病预防与治疗有效结合，才能合理控制医疗费用的过快上涨，减轻农民负担。

短期看，预防保健工作仍不是"新农合"制度的重点，公共预防措施则比较宏观，不能针对个体进行有针对性的指导。在今后的一段时间内，正如《深化医药卫生体制改革 2012 年主要工作安排》中指出，继续做好 10 类国家基本公共卫生项目和继续实施重大公共卫生项目，在提高服务质量、居民知晓率和满意度的同时，做好群众健康的疾病防治。加强健康促进与教育，倡导健康的生活方式，引导合理就医和安全合理用药行为。完善专业公共卫生服务网络，继续支持农村院前急救体系和县级卫生监督机构建设，加强重大疾病防控和食品安全风险监测能力建设。可见，政府已经对未来的公共卫生安排作出了明确的部署，但关键是政策的实际落实情况。为了"新农合"制度的可持续发展，必须加强疾病的预防工作。各级政府应将疾病的预防与"新农合"制度联系起来，并逐步建立疾病预防机制，树立健康风险管理理念，切实将各项政策落到实处以保障农民的健康需求。

（2）促进城乡医疗保险制度的公平性。

从表 7.18、表 7.19、表 7.20、表 7.21 的对比分析中可知，"新农合"的补偿标准与城镇职工和居民医疗保险存在明显差距，显著特征是报销额度小和报销标准低，城乡医疗保险不公平性明显。由于农民的医疗需求与城镇居民相比并不低，但是收入却比城镇居民差距较大，导致医疗经济负担比城镇居民重。不可否认，报销标准低与"新农合"筹资标准低有较大关系。由于"新农合"采取以收定支的原则，较高的报销比例必然使得"新农合"基金入不敷出。但从农民健康角度出发，积极推进"新农合"与城镇居民的保险制度整合以促进公平是必然选择。从短期看，城镇居民与"新农合"的筹资标准差距较大，所以增大政府对农村的财政补贴力度，初步实现"新农合"与城镇居民保险的整合是可以实现的。由此可见，"新农合"制度不仅需要考虑自身发展规律，也必须兼顾与其他保险制度的整合问题，只有统筹城乡医保制度和谐发展，才能切实实现社会公平，满足农民不断增长的健康需求。

表 7.18 大连市城镇职工的待遇支付表

参保人员类别	个人账户及缴费（元）	住院起付标准（元）			个人自付比例（%）			统筹最高支付限额
		三级	二级	一级	三级	二级	一级	
城镇职工（在职）含个体	以个人缴费工资为基数：≤45 周岁，计入 2.8%；>45 周岁，计入 3.3%	850	500	300	15	12	10	50 万元
城镇职工（退休）含个体	按退休金的 6.5% 计入	850	500	300	7.5	6	5	50 万元
城镇职工（≥70 周岁）	同上	425	250	150	7.5	6	5	50 万元

资料来源：大连市医保中心。

表 7.19 大连市老年居民、低收入人员的待遇支付表

医院级别	统筹基金年度最高支付限额	住院治疗		门诊大病统筹基金支付比例
		起付标准（元）	统筹基金支付比例（%）	
一级	20 万元	300	80	60%
二级		500	75	
三级		850	65	

资料来源：大连市医保中心。

表 7.20 大连市未成年、大学生的待遇支付表

医院级别	统筹基金年度最高支付限额	住院治疗		门诊大病统筹基金支付比例
		起付标准（元）	统筹基金支付比例（%）	
一级	20 万元	100	70	70%
二级		200	65	
三级		300	60	

资料来源：大连市医保中心。

表 7.21 大连市"新农合"待遇支付表

医院类别	统筹基金年度最高支付限额	住院治疗	
		起付标准（元）	统筹基金支付比例（%）
乡镇卫生院	10 万元	100	80
区市县级医疗机构		300	70
县以上医疗机构		500	50

资料来源：大连市卫生局。

本书将健康风险管理理论引入"新农合"制度中，并从健康风险识别、健康风险评估和健康风险应对三个方面，结合制度供需间的差异具体分析了"新农合"制度设计中存在的问题。通过分析可知，制度供给与制度需求间存在一定差异，主要表现是补偿广度（补偿范围）需要扩大、补偿深度（补偿水平）需要深化、补偿机制（大病补偿）需要完善等方面。笔者认为，要想使"新农合"制度成为农民健康风险管理的主要手段，要做到以下几点：首先，务必将疾病预防机制引入"新农合"制度中，将疾病预防置于更加重要的位置，并不断思考将"新农合"制度与疾病预防相结合的有效机制。其次，具体识别影响农民健康风险的不利和潜在因素，定量分析各种危害农民健康的因素，建立相应的健康风险管理机制。最后，完善健康风险评估机制，特别是针对农民个人健康状况的综合评估与改善机制需要在今后逐步建立。而对于建立类似健康风险管理公司的机构还需结合我国的实际情况，目前需要关注的是健康风险管理公司的作用如何在农村体现，或者政府成立专门的组织来实现类似的功能，这需要以后深入研究。因此，"新农合"要想成为农民健康风险管理的主要手段，需要"新农合"制度内政策与"新农合"制度外政策的相互配合，唯有如此才能最大限度地发挥"新农合"制度的积极作用，促进农民健康水平的不断提升。

主要结论、政策含义及未来研究展望

8.1 主要结论

本书综合应用政策效果评价及改进理论，按照"文献梳理→政策效果评价体系构建→实证检验→制度改进"的现代经济学和管理学研究范式，结合辽宁省和大连市的实地调查数据，从医疗服务可及性、医疗服务利用与公平性、满意度评价三个维度，实证评价了"新农合"政策实施成效。并将健康风险管理理念运用到"新农合"制度改进分析中，提出了努力使"新农合"成为农民健康风险管理主要手段的有关思考。综合各章的分析归纳了本书的主要结论有以下几点。

第一，总体而言，"新农合"的有效实施一定程度提高了农民的医疗服务可及性、促进了医疗服务利用效率、改善了医疗服务利用不平等程度，农民的满意度较高。

第二，医疗服务可及性受农民个人特征因素显著影响，"看病难"和"看病贵"因人而异。总体而言，农民更关注"看病贵"，而非"看病难"。门诊和住院报销经历均有的农民对"新农合"缓解"看病贵"和"看病难"问题感触更深。

第三，对于农民而言，"看病难"难在重大疾病治疗难。具体体现在乡镇医院卫生资源稀缺，县级医院大病诊疗能力有限，而市级及市级以上医院医疗资源紧张。"看病贵"贵在诊治大病所需费用较多，而实际报销水平较低。

第四，农村居民确实存在医疗服务利用不平等现象，医疗服务并没有以需求为导向进行资源配置。尽管"新农合"改善了医疗服务利用的不平等现状，促进了低收入群体的医疗服务利用，但收入水平仍然是医疗服务利用不平等的主要因素。

第五，医疗服务可及性差影响了农民的医疗服务利用效率，验证了医疗服务可及性与医疗服务利用之间的理论逻辑关系。因此，不断缓解农民"看病贵"和"看病难"的主观感受能够提高农民的医疗服务利用效率。

第六，农民主观满意度评价受实际获益程度等因素直接影响。而收入因素不再是影响参合行为的主要因素，医疗服务的便利性是参合意愿的重要因素。农民福利认同度与个人信息认知、报销水平等多个维度正相关，而健康不佳者福利认同较差，说明应该加大对贫困群体的政策扶持，提高其福利认同。

第七，从健康风险管理角度看，"新农合"制度的补偿广度（补偿范围）需要扩大、补偿深度（补偿水平）需要深化、补偿机制（大病补偿）需要完善。社会需要逐渐树立健康风险管理理念，重点是应将目前主要强调疾病治疗向疾病预防的理念转变。与此同时，尤其要关注农民贫困群体的健康风险。

8.2 政策含义

综合上述分析可知，辽宁省"新农合"制度对于提高医疗服务可及性，促进农民医疗服务利用效率提高等方面起到了积极作用，政策实施效果值得肯定。从本文的分析中可以看出，之所以会同时存在"看病难"和"看病贵"问题，主要原因是既存在市场失灵的影子，也存在政府失灵的影子。医疗服务作为一种特殊产品，与一般产品可以通过价格进行调节的机制并不相同。医疗机构和药品流通等环节存在的垄断地位所引起的市场失灵，以及政府监督管理和没有充分发挥第三方购买者作用的政府失灵，二者共同导致了目前农民"看病难"和"看病贵"。笔者认为，解决农民"看病难"和"看病贵"的关键是将县级医院改革作为突破口，逐步完善市场失灵与政府失灵，从回归公立医院公益性本质、完善公立医院激励机制、增加政府基层卫生机构财政投入、发挥第三方购买者作用、完善管理体制与监督机制、完善筹资机制与给付机制等方面做出努力。逐渐形成"新农合"购买服务、医疗卫生机构按需提供服务、监管机构及时督查落实的美好局面。

8.2.1 "新农合"制度内的政策含义

第一，完善筹资机制。目前"新农合"覆盖率已经很高，以后只能提高增加缴费水平来增加基金总量，因此，个人在承担缴费义务的同时，政府更需要加大财政扶持补贴力度。这不仅是政府职能的体现，也能极大增进农民对"新农合"的信任，促进"新农合"保障水平的逐渐提高。同时应积极探索"新农合"与城镇医保统筹发展的路径，真正实现国民平等的健康保障权。

第二，健全管理机制。理顺"新农合"管理机构的各项职能，有效调度"新农合"基金的使用与调配；创新管理体制，建立高效的管理机构，简化报销手续，提高"新农合"管理体制的运行效率；"新农合"机构更要承担起购买者的责任，发挥其群体购买者讨价还价的重要作用；协调好"新农合"管理机构与基层医疗卫生机构的关系，创新激励机制，避免简单粗放的管理方式；在政策宣传方面，应从农民需求角度出发，解决农民最关心的问题，加强信息沟通，让农民及时了解"新农合"的最新补偿政策，提高农民的信息认知能力，增强农民对"新农合"的制度信任。

第三，调整给付机制。为防止医药费用过快上涨，各地区应逐渐改变按服务项目收费的后付制，探索按人头付费、按病种付费、按病床日付费、总额预付等支付方式，根据实际及时主动进行调整，严格控制供方的道德风险；在调整给付机制的同时，及时完善医院的激励机制，充分调动医务人员的积极性。

第四，完善监督机制。严格监督医疗服务供给方的行为，防止供方道德风险的发生；加强网络信息化建设，防止过度使用基本药物目录范围外的药物，对发现的不合理用药和治疗措施行为予以坚决处罚；同时对门诊统筹的需方道德风险多加防范。

8.2.2 "新农合"制度外的政策含义

第一，创新疾病预防机制。必须将疾病预防纳入"新农合"制度管理中，积极探索公共卫生与"新农合"的作用关系；发挥基层卫生机构在疾病预防工作中的积极作用，并探寻建立一整套疾病预防机制，使基层卫生机构做好真正的"守门人"。

第二，重视资源分配机制。财政扶持政策必须向农村倾斜，向基层医疗机构倾斜，加强县级医院的服务能力，加大人力、财力、物力方面的支持，逐步建立偏重农村的资源分配机制，切实提高基层医疗机构的服务能力，同时加大宣传力度，使农民增强对基层卫生机构的信任度，促进形成农民"小病在乡镇内就医，大病基本在县内就医"的良性格局。

第三，强调政策导向机制。始终坚持基层公立医院的公益性本色，将其作为未来农村基层公立医院改革的出发点。通过各种途径和渠道，宣传基层公立医院的公益性，使公益性成为卫生管理部门、医院以及医生的行为导向，通过不断加强行业自律与道德素质建设，稳步推进各项改革。

8.3 未来研究展望

"新农合"改革正在进行中，主要目标是解决农民"看病贵"和"看病难"问题，提高医疗服务的可及性，促进农民对医疗服务的合理有效利用，减少医疗服务利用不平等性，最终提高居民满意度，增强农民健康水平。由于"新农合"制度改革正在深入，及时评价"新农合"政策实施效果有利于发现"新农合"实践过程中存在的问题，同时通过对问题的深入分析也有利于提出改进意见，不断完善"新农合"制度。主要从农民需求角度出发，度量"新农合"、医疗服务可及性、医疗服务利用之间的关系，这样做的好处是能够从需求主体角度来评价"新农合"制度，因为制度的好坏最直接的受益者是需求方。但是就围绕评价"新农合"政策实施效果而言，本书仍存在一定的不足之处，主要体现在以下几个方面。

一是注重"新农合"对医疗服务质量影响研究。医疗服务质量是医疗服务可及性的重要内容，也需要重点考察"新农合"对医疗服务质量的影响。随着数据的不断完善，医疗服务质量的研究也应该受到足够重视。

二是鉴于数据的可得性持续增强，连续性动态数据能够更好地跟踪检测"新农合"政策实施效果。"新农合"政策的不断推进为数据获取提供了方便条件，随着数据的不断完善，从动态视角评价"新农合"政策实施效果也尤为必要。

　　三是基于健康风险管理的"新农合"制度改进机制需要进一步深化，明确各主体相互作用的机理及其实现机制。要想使"新农合"成为农民健康风险管理的主要手段，还需要具体的机制设计，因此本书的探讨仍然是初步的。未来务必从整个医药卫生体制改革层面整体推进，充分发挥"新农合"所应起到的重要健康保障机制的作用。

附　　录

附录 A　辽宁省调查问卷
第一部分：家庭一般情况调查表

附表 1	家庭一般情况调查
1	您家共有几口人？
2	调查前半年内，常住在家里的人数（包括没有户籍但在您家居住半年以上的人，如亲戚、保姆等）。
3	您家实际生活用房建筑面积约多少平方米？
4	您家中有无电视机：（1）无　　（2）一台黑白电视　　（3）一台彩色电视　　（4）两台及以上
5	您家饮水主要类型：（1）自来水　　（2）手压机井水　　（3）初级形式（井台加高、加井盖、定期投药）　　（4）雨水收集　　（5）其他
6	您家厕所类型：（1）完整下水道水冲式　　（2）粪尿分集式　　（3）三联沼气　　（4）双瓮漏斗式　　（5）三格化粪池　　（6）其他
7	您家离最近医疗点的距离：（1）不足1公里（2）1公里（3）2公里　　（4）3公里　　（5）4公里　　（6）5公里及以上
8	以容易获得的最快方式去最近医疗点所需时间为多少分钟？（步行或乘交通工具）
9	调查前一年，您家是否有需要叫救护车的情况？　　（1）是　　（2）否（跳问12题）
10	若是，有几次？
11	拨打急救电话后，医护人员在多少分钟以后到达（分钟）（如果多于一次，填时间最长的那一次）？
12	如果您是城市住户，您家目前平均每月的实际收入是多少元？（包括政府补助）
13	如果您是农村住户，您家前一年的纯收入是多少元？（包括政府补助）
14	城市家庭平均每月、农村家庭前一年全家用于生活的消费性支出共为多少元？
15	其中：食品支出多少元？
16	衣着及日用品支出多少元？
17	交通、通信支出多少元？
18	住房、水电及燃料支出多少元？
19	文化、教育及娱乐支出多少元？
20	药品、医疗服务及用品支出多少元？
21	其他支出多少元？
22	您家是否被列为本地的贫困户或低保户？　　（1）是　　（2）否（跳问24题）

23	若是，您认为主要致贫原因：（1）劳动力少　　（2）自然条件差或灾害　　（3）因疾病原因 （4）人为因素　　（5）其他
24	调查前一年您家是否享受国家或集体的任何形式的补助？　　（1）是　　（2）否（跳问 26 题）
25	如是，各种补助折合成人民币总共是多少元？
26	（询问农村居民）如果建立新型合作医疗制度，政府每年人均至少补助 20 元，个人每人每年最低交 10 元，主要补助农民的大额医疗费用或住院医疗费用。您是否愿意参加？　　（1）愿意　　（2）不愿 意　　（3）说不好

第二部分　住户成员健康询问调查表

附表2　　　　　　　　　　**住户成员个人基本情况调查**

住户成员编码（01 为户主，其他按调查顺序）

1	住户成员姓名：（01 填写户主的姓名）
2	与户主关系：（1）户主　（2）配偶　（3）子女　（4）孙子女　（5）父母　（6）祖父母　（7）兄弟姐妹　（8）其他
3	询问的问题是否将由本人回答：（1）自己回答　（2）由他人代答
4	性别：（1）男　（2）女
5	出生年月：（　　年　月）
6	民族：（1）汉族　（2）其他
7	婚姻状况（15 岁及以上）：（1）未婚　（2）已婚　（3）离婚　（4）丧偶
8	文化程度（15 岁及以上）：（1）文盲半文盲　（2）小学　（3）初中　（4）高中技校　（5）中专　（6）大专　（7）大学及以上
9	主要从事的职业（询问 15 岁及以上人员）：（1）机关、事业单位管理者（2）大中型企业高中层管理人员（非业主身份）（3）私营企业主（4）专业技术人员（5）办事人员（6）个体工商户（7）商业服务业员工（8）非农业户口的产业工人（9）城市农民工（10）农村农民工（11）农业劳动者（农林牧渔）（12）学生（13）离退休（14）城乡无业、失业、半失业者
10	您目前是否参加了医疗保险（社会医疗保险或商业医疗保险?）：（1）是（转问附表9）　（2）否
11	如果上一问题，您选择了合作医疗，请问您每年需要支付多少元？
12	您有没有购买商业医疗保险？　（1）有　（2）没有　（3）不详
13	若有，每年支付多少钱购买商业医疗保险（元)?

附表3　　　　　　　　　　**住户成员两周患病、慢性病患病情况调查**

1	调查前一年内，您因病伤、体检、分娩等原因住过几次医院：（未住过填0，回答一次及以上者，转问附表7和附表8）
2	在调查前一年内，有医生诊断您需要住院，而您未能住院的次数：（没有填0）
3	未能住院主要原因：（1）没必要　（2）无时间　（3）经济困难　（4）医院服务差　（5）无床位（6）其他
4	调查前 14 天内，是否觉得有身体不适？　（1）是（转问两周病伤情况调查表）　（2）否
5	调查前半年内，您是否患有经医生诊断的慢性疾病？　（1）是　（2）否（跳问第15题）
	如果有多种慢性病，按就医的经常性依次回答6～17题
	住户成员编码
6	（1）第一种疾病（疾病名称）
7	查填第一种疾病编码

8	哪里诊断？(1) 各类门诊/部所/卫生室或卫生服务站　　(2) 乡镇街道卫生院/卫生服务中心　(3) 县市区医院　(4) 市/地医院　(5) 省级医院　(6) 县及县以上中医医院　(7) 部队医院　(8) 其他
9	是否进行了治疗？　　(1) 是　(2) 否
10	(2) 第二种疾病（疾病名称）
11	查填第二种疾病编码
12	哪里诊断？(1) 各类门诊/部所/卫生室或卫生服务站　　(2) 乡镇街道卫生院/卫生服务中心　(3) 县市区医院　(4) 市/地医院　(5) 省级医院　(6) 县及县以上中医医院　(7) 部队医院　(8) 其他
13	是否进行了治疗？　　(1) 是　(2) 否
14	(3) 第三种疾病（疾病名称）
15	查填第三种疾病编码
16	哪里诊断？(1) 各类门诊/部所/卫生室或卫生服务站 (2) 乡镇街道卫生院/卫生服务中心　　(3) 县市区医院 (4) 市/地医院 (5) 省级医院 (6) 县及县以上中医医院 (7) 部队医院 (8) 其他
17	是否进行了治疗？　　(1) 是　(2) 否

附表 4　　　　　15 岁及以上住户成员失能和残障调查

住户成员编码

1	过去 30 天您在生活起居方面如刷牙、洗脸、梳头、穿衣等方面的困难程度？ (1) 无　(2) 轻度　(3) 中度　(4) 重度　(5) 极度
2	过去 30 天您工作或做家务的困难程度？ (1) 无　(2) 轻度　(3) 中度　(4) 重度　(5) 极度
3	过去 30 天您的身体疼痛或不适程度？ (1) 无　(2) 轻度　(3) 中度　(4) 重度　(5) 极度
4	过去 30 天您在集中精力或者记忆方面的困难程度？ (1) 无　(2) 轻度　(3) 中度　(4) 重度　(5) 极度
5	您辨认出 20 米外熟人的困难程度？（戴眼镜者，回答戴眼镜时的情况） (1) 无　(2) 轻度　(3) 中度　(4) 重度　(5) 极度
6	过去 30 天您感到没有休息好而精神不好的程度？ (1) 无　(2) 轻度　(3) 中度　(4) 重度　(5) 极度
7	过去 30 天您感到悲伤、烦恼、情绪低落或抑郁的程度？ (1) 无　(2) 轻度　(3) 中度　(4) 重度　(5) 极度
8	总的来说您认为您目前的健康状况如何？ (1) 很好　(2) 好　(3) 一般　(4) 差　(5) 很差

附表5　　　　　　　　　　15 岁及以上住户成员健康影响因素调查

住户成员编码

1	您是否吸烟？（1）不吸烟（跳问第9题）　　（2）吸烟　　（3）已戒烟（跳问第8题）
2	您开始吸烟的年龄？
3	最近一年您平均每天吸多少支烟？
4	与两年前相比，您目前的抽烟量：（1）增加了　　（2）没有变　　（3）减少了
5	过去 12 个月中，您是否曾戒烟过？（1）是　　（2）否
6	您戒烟的最主要原因是：（1）已患病　　（2）预防疾病　　（3）经济原因　　（4）家人反对　　（5）环境限制（6）树立形象　　（7）经宣传教育　　（8）经医生劝告　　（9）其他_____　　（10）不知道
7	您平时饮酒吗？（1）不饮或很少饮（跳问第11题）　　（2）偶尔饮（跳问第11题）　　（3）经常饮
8	请问您饮酒多少年了？
9	半年来，您业余时间最经常的体育锻炼或健身活动是什么？（1）都不参加（跳问第14题）　　（2）走、慢跑、太极拳类　　（3）健美操、舞蹈类　　（4）器械运动　　（5）球类运动　　（6）体育比赛
10	您是否经常主动地获取一些保健知识？　　（1）是　　（2）否
11	您听说过"艾滋病"吗？　　（1）是　　（2）否（跳问第13题）
12	您知道哪些途径可以感染上艾滋病？　　（可以选择第3题）（1）血液传播　　（2）母婴传播　　（3）性传播　　（4）握手等正常交往　　（5）空气传播　　（6）其他　　（7）不知道
13	有关卫生保健方面的知识您主要从哪里获得？（可选择第3题）（1）医生　　（2）电视　　（3）广播　　（4）报刊书籍　　（5）学校　　（6）家人　　（7）同事或朋友　　（8）墙报（9）其他　　（10）不知道，说不好

（下面只对 15～49 岁已婚育龄妇女调查，对其他人员结束询问，回到开始，继续调查下一个人）

附表6　　　　　　　　　　15～49 岁已婚育龄妇女情况调查

1	您结婚多少年了？（结婚多次的，从第一次结婚算起）
2	过去一年中，您是否做过妇科检查：（乳腺癌、子宫癌）　　（1）是　　（2）否
3	您曾经生了几个活产儿？（包括现在已经去世的）
4	您在 2001 年 1 月 1 日以来是否有活产：（1）是　　（2）否（结束调查）
5	您最后一个孩子的出生日期：（_____年____月）
6	性别：（1）男　　（2）女
7	他/她现在是否存活？（1）是　　（2）否　　（3）不知道

8	如果否,他/她去世的日期:(_____年___月)
9	您最近一次活产是您的第几次怀孕?
10	您在产前做过几次产前检查?(从未做过,填0,跳问第15题)
11	第一次产前检查是在怀孕第几做的?
12	最近一次活产,您经常在哪里做产前检查?　(1)县/区级以上医院　(2)妇幼保健机构　(3)乡镇/街道卫生院　(4)社区卫生服务站　(5)卫生室/所/站　(6)其他
13	产前检查时,是否有医生诊断您是高危孕产妇?　(1)是　(2)否(跳问第15题)
14	您是否被动员进行住院分娩?　(1)是　(2)否
15	孩子出生是在您怀孕第几周?
16	出生方式:(1)顺产　(2)难产　(3)剖宫产
17	分娩地点:(1)县/区级以上医院　(2)妇幼保健机构　(3)乡镇/街道卫生院　(4)社区卫生服务站　(5)卫生室/所/站　(6)家中　(7)途中　(8)其他(非家中分娩者)
18	如在家中分娩,未去医院的最主要原因: (1)没有必要去医院　(2)来不及(急产)　(3)经济困难　(4)交通不便　(5)其他
19	如在家中分娩,接生者是谁?(1)乡及以上医生　(2)村医生　(3)专职接生员　(4)非专职接生者　(5)家人自接　(6)其他
20	小孩子出生时体重为多少克?(不详填3)
21	为分娩付给医院或接生员的费用(元)
22	产后42天内,您接受产后访视的次数(没有填写0)
23	您第一次给孩子母乳的时间:(1)出生后半小时内　(2)出生后24小时内　(3)出生24小时以后　(4)从未开奶(跳问第27题)
24	您单靠您的乳汁(纯母乳)喂养持续的时间(月)?
25	您在孩子出生后第几个月开始给他(她)添加副食?
26	您的孩子现在是否还继续在母乳喂养?　(1)是　(2)否
27	您的孩子有计划免疫接种卡或手册吗?(1)有(结束调查)　(2)没有　(3)不知道
28	您的孩子在肩上接种过防结核的卡介苗吗?(检查伤疤)　(1)有　(2)无　(3)不知道
29	您的孩子在臀部接种过防破伤风、百日咳和白喉的疫苗吗? (1)无　(2)1次　(3)2次　(4)4次
30	您的孩子服过防脊髓灰质炎的糖丸疫苗吗?(1)无　(2)1次　(3)2次　(4)4次
31	您的孩子在胳膊上接种过预防麻疹的疫苗吗?(1)无　(2)1次　(3)2次　(4)4次
32	您的孩子接种过预防乙肝的疫苗吗?　(1)无　(2)1次　(3)2次　(4)4次

第三部分　卫生服务利用调查表

附表7　　　　　　　　　两周病伤情况调查

（如两周内同一患者患有多种病伤，则每种疾病各填一列）

住户成员编号	
1	在调查前的2周内主要有哪些不适：（1）胸痛　（2）腹痛　（3）腹泻　（4）头痛　（5）外伤痛（6）发烧　（7）咳嗽　（8）心慌/心悸　（9）其他
2	您自己感觉所患病伤的严重程度：（1）不严重　（2）一般　（3）严重　（4）说不好
3	您患的是什么病或伤？（填疾病名称）
4	（填疾病编码）
5	您患的病是： （1）急性病两周内发生　（2）急性病两周前发生延续到两周内　（3）慢性病持续到两周内
6	您本次病伤在调查前2周内持续了多少天？
7	（如您在工作）调查前2周内，您因本次病伤，休工了多少天？
8	（如您是学生）调查前2周内，您因本次病伤，休学了多少天？
9	调查前2周内，因此病伤卧床休息了多少天？
10	您患病后，是否进行了治疗（包括自我医疗）？　（1）是（跳问12题）　（2）否
11	未治疗的最主要的原因：（1）自感病轻　（2）经济困难　（3）无时间　（4）交通不便 （5）服务差　（6）无有效措施　（7）其他
12	如您进行了治疗，采用什么方式： （1）纯自我医疗　（2）找医生看病治疗（跳问第14项）　（3）自我医疗和看医生
13	自我医疗或处置花了多少钱？（没有填0）
（下面问题询问因病伤就诊的人员，回答纯自我医疗者，结束本疾病的调查，返回附表3的第5题）	
14	如您看医生，在14天内为该病看过几次？　　（填写具体次数）
15	您在哪儿看病（如在不同的医疗卫生单位看过病，选择级别最高的一个）？（1）各类门诊、部所、卫生室或卫生服务站　（2）乡镇街道卫生院或卫生服务中心　（3）县市区医院　（4）市/地医院　（5）省级医院　（6）县及县以上中医医院　（7）部队医院　（8）其他
16	选择上述单位主要原因：（1）距离近　（2）价格低　（3）质量好　（4）定点单位 （5）有熟人　（6）有信赖医生　（7）服务态度好　（8）其他
17	您看的是：（1）西医　（2）中医　（3）中西医结合
住户成员编码	
18	看病后，是否有根据医生的处方在非就诊医院药店（房）配药的情况？（1）是　（2）否
19	您14天内为治疗该病看医生，总共花费了多少元医药费用？
20	这些医药费用中，约能报销多少元？（不能报填0）
21	您为看病，在14天内花费多少元交通及其他费用？
22	本次就诊时，医护人员是否告诉您相关疾病的保健知识？　　（1）是　（2）否

23	本次去就诊，您认为在路上所花的时间长短如何？ （1）很长　（2）较长　（3）一般　（4）较短　（5）很短
24	本次就诊，您感觉在医院候诊所花时间度？ （1）很长　（2）较长　（3）一般　（4）较短　（5）很短
25	本次就诊，您觉得在被接待或交谈时得到尊重的情况？ （1）很差　（2）差　（3）一般　（4）好　（5）很好
26	本次就诊，您认为在体检和治疗时个人隐私得到尊重的情况？ （1）很差　（2）差　（3）一般　（4）好　（5）很好
27	本次就诊，您认为医疗保健服务人员对您解释的清晰程度？ （1）很差或没有解释　（2）差　（3）一般　（4）好　（5）很好
28	本次就诊，医生在制订医疗保健或治疗方案时，在征求您的意见方面做得怎么样？ （1）很差或没有　（2）差　（3）一般　（4）好　（5）很好
29	本次就诊，您认为就诊的设施和环境（包括厕所）？ （1）很差　（2）差　（3）一般　（4）好　（5）很好
30	就诊期间，您认为查询医药费用账单的方便程度？ （1）很差　（2）差　（3）一般　（4）好　（5）很好
31	就诊期间，您认为对医疗服务不满意进行投诉的方便程度如何？ （1）很差　（2）差　（3）一般　（4）好　（5）很好
32	您对就诊医院最不满意的是什么？ （1）无　（2）服务态度差　（3）技术水平低　（4）设备环境差　（5）提供不必要服务（包括药品和检查）　（6）收费不合理　（7）医疗费用高　（8）不能赊账　（9）看病手续烦琐　（10）等候时间过长　（11）到医院不方便　（12）其他

附表8　　　　　前一年出院病人住院情况调查
（如因不同的疾病原因住院，则每种疾病住院情况各填一列）

住户成员编号	
1	您住院原因：（1）疾病　（2）损伤中毒　（3）康复　（4）计划生育　（5）分娩　（6）其他
2	您因疾病或损伤中毒等住院的疾病名称？
3	查填疾病编码。
4	调查前一年内，因这种病伤住过几次医院（填具体次数）
	（若第4项回答的住院次数超过1次，下面问题填写最近一次出院的住院情况）
5	本次住院的入院时间：（　　年　　月）
6	本次住院的医院类型：（1）乡镇街道卫生院或卫生服务中心　（2）县市区医院（3）市/地医院　（4）省级医院　（5）县及县以上中医医院　（6）部队医院　（7）其他
7	本次住院，从医生决定住院到住进医院，您共等待多少天？
8	本次住院的治疗方式：（1）西医　（2）中医　（3）中西医结合
9	本次住院，您是否做过手术？　（1）是　（2）否
10	如做手术，请问是在住院后第几天做的？
11	本次住院的住院天数：

续表

12	您本次出院是由于：（1）病愈医生要求 （2）病未愈医生要求 （3）自己要求 （4）其他原因
13	如您自己要求出院，原因： （1）久病不愈 （2）经济困难 （3）医院条件所限 （4）服务态度不好 （5）其他
14	本次住院，住院、药品及材料等医疗费用总共是多少元？
15	这些医药费用中，约能报销多少元？ （不能报销填0）
16	本次住院，您所花费的车旅费、营养伙食费、陪护费是多少元？（没有填0）
17	本次住院是否有过向医生送礼或递红包？ （1）没有 （2）递红包 （3）送礼品 （4）递过红包也送过礼品
18	本次住院期间，有多少人与您同住一间病房？
19	本次住院期间，您认为在接待和交谈时被尊重的程度？ （1）很差 （2）差 （3）一般 （4）好 （5）很好
20	本次住院期间，您认为在体检和治疗时您的个人隐私得到的尊重程度？ （1）很差 （2）差 （3）一般 （4）好 （5）很好
21	本次住院期间，您认为医疗保健服务人员对您解释的清晰程度？ （1）很差或没有解释 （2）差 （3）一般 （4）好 （5）很好

住户成员编码

22	本次住院期间，医生在制订医疗保健或治疗方案征求您的意见方面做得怎样？ （1）很差 （2）差 （3）一般 （4）好 （5）很好
23	本次住院期间，您认为房间设施的舒适程度（如气味、光线、装饰及厕所的清洁程度等）？ （1）很差 （2）差 （3）一般 （4）好 （5）很好
24	本次住院期间，您认为家人和朋友来探访您方便程度怎么样？ （1）很差 （2）差 （3）一般 （4）好 （5）很好
25	本次住院期间，您认为与外界联系的方便程度怎么样？ （1）很差 （2）差 （3）一般 （4）好 （5）很好
26	本次住院期间，您认为查询医药费用账单的方便程度？ （1）很差 （2）差 （3）一般 （4）好 （5）很好
27	本次住院期间，您认为对医疗服务不满意进行投诉的方便程度？ （1）很差 （2）差 （3）一般 （4）好 （5）很好
28	您对医院最不满意的是什么？ （1）无 （2）服务态度差 （3）技术水平低 （4）设备环境差 （5）提供不必要服务（包括药品和检查） （6）收费不合理 （7）医疗费用高 （8）不能赊账 （9）看病手续烦琐 （10）等候时间过长 （11）到医院不方便 （12）其他（结束附表3的调查，返回附表3的第2题）

第四部分：医疗保障制度调查表

附表 9 医疗保障制度调查

	住户成员编号
1	您目前参加的医疗保险是（可多选）： （1）没有（跳问5） （2）城镇基本医疗保险 （3）大病医疗保险 （4）公费医疗 （5）劳保医疗 （6）新型农村合作医疗 （7）其他社会医疗保险 （8）商业医疗保险
2	最主要的一种医疗保险是：（1）城镇基本医疗保险 （2）大病医疗保险 （3）公费医疗 （4）劳保医疗 （5）新型农村合作医疗 （6）其他社会医疗保险 （7）商业医疗保险
3	您每年需要支付多少钱购买这种医疗保险？
4	保障额度是多少？（元）（最高补偿额？不知道的填第9题）
5	调查前一年内，您是否看过病？（1）是 （2）否（跳问第18题）
6	您看的是门诊还是住院？ （1）门诊 （2）住院（跳问第10题） （3）两者都有
7	调查前一年内，您门诊就诊多少次？
8	调查前一年内，您门诊就诊共花费多少医疗费用？（元）
9	共报销多少医疗费用？（元）（没有报销填0）
10	调查前一年内，您共住院几次？
11	调查前一年内，您住院治疗共花费多少医疗费用？（元）
12	共报销多少医疗费用？（元）（没有报销填0）
13	调查前一年内，您是否得到了医疗救助？ （1）是 （2）否
14	如果得到，医疗救助的金额是多少？（元）
15	您最近一次就诊是门诊还是住院？ （1）门诊 （2）住院
16	您认为最近一次就诊的医疗费用花费：（1）合理 （2）不合理 （3）不表态
17	您认为不合理的主要原因是：（1）总费用高 （2）检查费用高 （3）药费高 （4）治疗费用高 （5）自己支付比例高 （6）其他
18	您对所参加的医疗保险的经费筹集方法是否满意？ （1）很满意 （2）比较满意 （3）满意 （4）不太满意 （5）不满意 （6）说不清
19	您是否清楚所参加的医疗保险的资金使用情况：（1）是 （2）否 （3）说不清
20	您对所参加的医疗保险的资金管理是否满意？ （1）很满意 （2）比较满意 （3）满意 （4）不太满意 （5）不满意 （6）说不清
	住户成员编码
21	您对所参加的医疗保险的补偿水平是否满意？ （1）很满意 （2）比较满意 （3）满意 （4）不太满意 （5）不满意 （6）说不清
22	您认为所参加的医疗保险是否减轻了家庭医疗负担？（1）是 （2）否 （3）说不清
23	您对所参加的医疗保险总体评价？ （1）很满意 （2）比较满意 （3）满意 （4）不太满意 （5）不满意 （6）说不清

续表

24	如果不满意或者不太满意,主要原因是:(1)交费额高 (2)报销比例低 (3)受益面小 (4)未减轻医疗费用负担 (5)管理不当 (6)其他
25	您希望大病医疗费用(或住院)能获得的报销比例是多少? (1)100% (2)80%~99% (3)50%~79% (4)30%~49% (5)30%以下
26	医疗费用达到多大比重,会对家庭产生较大影响?(城市住户返回附表3第1题)

以下27~42题只询问目前已参加新型农村合作医疗的住户(以下简称"新农合")

27	如果参加新农合,是否是自愿参加的? (1)是 (2)否
28	您参加新农合多长时间了? (1)3个月以内 (2)3~6个月 (3)6~12个月 (4)1~2年 (5)2年以上
29	最近一次交纳参加新农合费是通过什么方式? (1)上门收取 (2)主动去交 (3)代扣、代缴 (4)减免 (5)银行卡 (6)其他
30	您希望的新农合缴费方式? (1)上门收取 (2)主动去交 (3)代扣、代缴 (4)减免 (5)银行卡 (6)其他
31	您参加新农合后得到医疗费用报销了吗? (1)是 (2)否 (3)说不清
32	如果报销过,您从新农合中报销的方式:(1)付费时医疗机构直接减免 (2)先自己垫付以后再去报销 (3)到规定的机构报销 (4)其他
33	您是否清楚新农合报销程序?(1)是 (2)否 (3)说不清
34	新农合报销医疗费是否方便? (1)是 (2)否 (3)说不清
35	新农合看病报销情况是否定期向您公布? (1)定期公布 (2)不定期公布 (3)从不公布 (4)不知道
36	您认为新农合资金管理主体应包括哪些部门?(可多选,至多选3项)(1)农民代表 (2)乡卫生院 (3)县卫生局 (4)县乡政府 (5)保险公司 (6)社保部门 (7)其他
37	明年您是否还愿意参加新农合? (1)愿意(跳问第39题) (2)不愿意 (3)不好说
38	如果明年不愿意参加,理由是什么?(1)今年没享受到报销 (2)报销太麻烦 (3)管理不好 (4)付不起合费 (5)家里人身体好没必要参加 (6)解决不了问题/报销太少 (7)其他
39	如果参加,您愿意并能够支付多少元参加新农合?
40	如果您家庭的收入提高了,您是否愿意在新农合多交一些钱? (1)是 (2)否 (3)说不清
41	您认为在农村建立新农合制度,您同意下述哪种方案? (1)所有的钱都用于住院补偿 (2)一部分用于补偿住院;一部分用于个人账户 (3)其他(请注明)
42	您支持一部分用于个人账户的主要原因(可多选,至多可选3项): (1)看病时用钱方便 (2)自己和家人身体好,并不经常生病 (3)从自己口袋里拿出的钱,理当自己支配 (4)对管理基金的人还不够放心 (5)其他(请注明) (结束表4调查,返回附表3第2题)

现在对您家的调查全部结束,耽误了您的时间,谢谢您的合作!

附录 B　大连市"新农合"对农民医疗服务利用调查问卷

大连市"新农合"对农民医疗服务利用调查问卷

首先十分感谢您配合我们的本次无记名调查！为了解"新农合"对医疗服务利用的影响，东北财经大学对大连市"新农合"实施情况展开调查，以完善"新农合"制度，满足您的医疗服务需求！

问卷编号（1~31 题为单项选择，32~38 题为多项选择。）

1. 您的性别是？　　A. 男　　　B. 女

2. 您的年龄？A. 18 岁及以下　　　B. 19~30 岁　　　C. 31~40 岁

D. 41~50 岁　　　E. 51~60 岁　　　F. 60 岁以上

3. 您的家庭有几口人？　　A. 1　B. 2　C. 3　D. 4　E. 4 人以上

4. 您的婚姻状况？　　A. 未婚　B. 已婚　C. 其他

5. 您的文化程度？A. 小学及以下　B. 初中　C. 高中　D. 大专及以上

6. 您所从事的职业？

A. 在家务农　B. 出外打工　C. 个体工商户　D. 其他（可具体说明）

7. 您家庭年平均纯收入是多少？

A. 30000 元以下　B. 30000~40000 元　C. 40000~50000 元

D. 50000~60000 元　E. 60000 元以上

8. 您是否患有慢性病？　　A. 没有　B. 有　C. 不知道

9. 您是否参加了"新农合"？　　A. 否　B. 是

10. 除了"新农合"您还参加了其他的健康保险吗？

A. 否　B. 是，并具体选择（职工医保、居民医保、商业保险）

11. 您认为"新农合"有效减轻了您的医疗负担吗？　　A. 没有　B. 有

12. 您用"新农合"报销过费用吗？具体报销了哪些？

A. 门诊报销　B. 住院报销　C. 门诊和住院均报销　D. 没有

13. 您对"新农合"的报销比例了解吗？　　A. 不了解　B. 了解

14. 您对目前"新农合"的整体评价是什么？

A. 非常满意　B. 满意　C. 一般　D. 不满意　E. 非常不满意

15. 您认为您目前的健康状况如何？

A. 非常好　B. 好　C. 一般　D. 不好　E. 非常不好

16. 调查前一年，您是否得过大病？ A. 没有 B. 有

17. 您上一次患病的严重程度是？

A. 不严重 B. 比较严重 C. 非常严重

18. 您是否出现过医生建议您住院而未住院的情况？ A. 没有 B. 有

19. 如果有，请问不住院的原因是什么？   （可以多项选择）

A. 住院太贵，承担不起 B. 离家太远了

C. 本地区住院的条件不好 D. 觉得自己能熬过去

20. 您认为目前看病贵吗？ A. 不贵 B. 还可以 C. 贵

21. 您认为目前看病困难吗？ A. 不难 B. 还可以 C. 难

22. 您认为"新农合"成为您提高健康水平、抵御疾病的有效手段了吗？

A. 否 B. 是

23. 当您治疗门诊疾病时倾向于哪一级医疗机构？

A. 村卫生所 B. 乡镇卫生院 C. 县医院 D. 市医院及以上

E. 其他（请说明）_____

24. 当您治疗大病住院时倾向于哪一级医疗机构？

A. 村卫生所 B. 乡镇卫生院 C. 县医院 D. 市医院及以上

E. 其他（请说明）_____

25. 您觉得是否存在不必要的医疗费用支出？ A. 没有 B. 有

26. 您抽烟或者喝酒吗？ A. 没有 B. 偶尔 C. 经常

27. 如果"新农合"的报销水平越来越高，政府需要提高个人缴费水平您还会继续参加"新农合"吗？ A. 不会 B. 会

28. 您认为您可以承受的每年个人缴费水平是多少？

A. 60 元以下 B. 60 ~ 100 元 C. 100 ~ 150 元 D. 150 元以上

29. 如果您本人或您的家庭有人得过大病，您的家庭的消费水平是否降低？

A. 短时间会 B. 不会 C. 会，并且时间会很长

30. 您治疗一次感冒的费用大概多少？

A. 50 元以下 B. 50 ~ 100 元 C. 100 ~ 200 元 D. 200 元以上

31. 您上年的总医疗服务消费支出是多少？

请填写具体数字＿＿＿＿＿＿＿＿

32. 您认为看病难主要表现在哪些方面？

A. 看病花费较多　B. 基层机构条件较差　C. 大医院资源紧张

D. 医疗机构距离较远　E. 挂号困难　F. 其他（请具体说明）＿＿＿＿

33. 您认为看病贵主要表现在哪些方面？

A. 药费贵　B. 检查费贵　C. 住院费贵　D. 报销少　E. 其他＿＿＿＿

34. 当您生大病需要住院时，您一般是怎样解决看病费用的？

A. 动用存款　B. 和亲戚朋友借　C. 贷款　D. 用"新农合"报销

E. 其他形式＿＿＿＿＿＿＿＿

35. 在过去的一年里，您为了自己的身体健康，采取了哪些预防保健措施？

A. 没有　B. 健康体检　C. 老年人体检　D. 血糖检查

E. 高血压检查　F. 其他＿＿＿＿＿＿＿

36. 您认为目前"新农合"存在的主要问题是什么？

A. 保障水平低　B. 报销手续烦琐　C. 报销比例低　D. 重治疗轻预防

E. 补偿不公平、透明度不高　F. 医疗费用增长过快　G. 其他＿＿＿＿

37. 您认为乡镇卫生院存在的主要问题是什么？

A. 医疗服务价格不合理　B. 医疗环境差　C. 医疗服务质量较差

D. 医疗服务态度不好　E. 医务人员水平低　F. 诊治疾病能力有限

G. 其他＿＿＿＿＿＿＿

38. 您认为县市医疗机构存在的主要问题是什么？

A. 医疗服务价格过高　B. 病床紧张　C. 医疗服务质量较差

D. 医疗服务态度不好　E. 距离较远，就医不便利　F. 其他＿＿＿＿＿

在校期间发表的科研成果

论文发表情况

（1）基于改进消费者最优理论模型的社会保障支出与居民消费关系的实证研究［J］. 财政研究, 2011, （1）.

（2）外商直接投资的就业效应研究——基于辽宁省的实证研究［J］. 东北财经大学学报, 2011, （6）.

（3）我国外商直接投资与国内投资关系重新检验［J］. 中共福建省委党校学报, 2011, （11）.

（4）外商直接投资就业效应的区域差异——基于省级动态面板数据模型的实证分析［J］. 社会科学辑刊, 2012, （5）.

（5）财政社会保障支出的非线性经济增长效应研究［J］. 财政研究, 2012, （9）.

（6）The Analysis of Nonlinear Economic Growth Effects of Financial Social Security Expenditure, Advances in Information Sciences and Service Sciences, 2012, （11）. EI 检索期刊论文.

（7）中国社会保障支出与消费水平关系研究——基于非线性 STR 模型的实证分析［J］. 数学的实践与认识, 2012, （22）.

（8）Research on Risk Management for the National Social Security Fund Equity Portfolio Using the GARCH-VaR Model, Energy Education Science and Technology, 2013, （3）. SCI 检索期刊论文.

参与课题情况

（1）2009 年教育部人文社会科学项目：失业监测预警方法研究及其实证分析。

（2）2010 年辽宁省优秀人才支持计划：辽宁省外商直接投资就业效应研究。

（3）2010 年国家社科基金项目：高等教育发展与大学生就业研究——

基于高等教育大众化与就业市场化趋势分析。

（4）2012 年辽宁省社会科学规划基金重点项目：辽宁省基层公立医院改革研究。

（5）2013 年国家社科基金项目：创业视角的微型企业发展问题研究。

（6）2013 年辽宁省财政科研基金项目：辽宁省财政支付能力研究。

（7）2013 年辽宁经济社会发展立项课题：辽宁人口老龄化趋势与经济社会影响研究。

参 考 文 献

［1］白重恩，李宏彬，吴斌珍．医疗保险与消费：来自新型农村合作医疗的证据［J］．经济研究，2012（2）：41－53.

［2］程令华，张晔．"新农合"：经济绩效还是健康绩效？［J］．经济研究，2012（1）：120－130.

［3］陈华．新型农村合作医疗中的农民支付意愿研究——基于制度整合的角度［J］．农业经济问题，2011（8）：45－51.

［4］陈庆云．公共政策分析（第二版）［M］．北京：北京大学出版社，2012：10.

［5］陈竺．辩证看待"看病难看病贵"［N］．人民日报，2011－2－24（17）．

［6］段春阳，谭晓婷，周静．新型农村合作医疗参合农民满意度状况实证研究［J］．农业经济，2011（11）：78－79.

［7］封进，刘芳，陈沁．新型农村合作医疗对县村两级医疗服务价格影响［J］．经济研究，2010（11）：127－139.

［8］封进，刘芳．新农合对改善医疗服务利用不平等的影响［J］．中国卫生政策研究，2012，5（3）：45－51.

［9］樊丽明，解垩，尹琳．农民参与新型农村合作医疗及满意度分析——基于3省245户农户的调查［J］．山东大学学报，2009（1）：52－57.

［10］方黎明，顾昕．突破自愿性的困局：新型农村合作医疗中参合的激励机制与可持续性发展［J］．中国农村观察，2006（4）：24－32.

［11］高梦滔．新型农村合作医疗与农户储蓄：基于8省微观面板数据的经验研究［J］．世界经济，2010（4）：121－133.

［12］顾昕，方黎明．费用控制与新型农村合作医疗的可持续性发展［J］．学习与探索，2007（1）：137－141.

［13］顾昕，方黎明．公共财政体系与农村新型合作医疗筹资水平研

究——促进公共服务横向均等化的制度思考［J］．财经研究，2006（11）：37－45．

［14］顾昕，余晖，冯立果．取消药品加价率管制［J］．中国医院院长，2012（13）：74－75．

［15］解垩．新型农村合作医疗的福利效应分析——微观数据的证据［J］．山西财经大学学报，2008（9）：12－17．

［16］解垩．收入相关的健康及医疗服务利用不平等研究［J］．经济研究，2009（2）：92－105．

［17］纪杰，龙勇．基于因子分析的新农合满意度问卷调查研究［J］．技术经济，2010，29（8）：110－115．

［18］江金启，郑风田，刘杰．健康风险与农村居民信仰选择［J］．南方经济，2011（3）：43－54．

［19］蒋远胜，Joachim von Braun．中国西部农户的疾病成本及其应对策略分析——基于一个四川省样本的经验研究［J］．中国农村经济，2005（11）：33－39．

［20］寇宗来．"以药养医"与"看病贵、看病难"［J］．世界经济，2010（1）：49－68．

［21］林晨．中部地区农民参加农村新型合作医疗的影响因素分析——山西省寿阳县的调查［J］．农业经济问题，2007（1）：47－51．

［22］林永波，张世贤．公共政策［M］．台北：五南图书出版公司，1982：500－519．

［23］李燕凌，李立清．新型农村合作医疗卫生资源利用绩效研究——基于倾向得分匹配法（PSM）的实证分析［J］．农业经济问题，2009（10）：51－58．

［24］刘军民．新型农村合作医疗存在的制度缺陷及面临的挑战［J］．财政研究，2006（2）：35－37．

［25］林闽钢．新型农村合作医疗制度缺失研究［J］．东岳论丛，2008（1）：1－5．

［26］罗楚亮．健康风险、医疗保障与农村家庭内部资源配置［J］．中国人口科学，2007（2）：34－42．

[27] 刘民权，顾昕，王曲. 健康的价值与健康不平等［M］. 北京：中国人民大学出版社，2010：291.

[28] 蓝宇曦. 引入管理式医疗保险的制度性障碍探讨［J］. 保险研究，2005（4）：68 - 69.

[29] 李琼. 印度医疗保障体系公平性分析［J］. 经济评论，2009（4）：120 - 127.

[30] 林晨. 中部地区农民参加农村新型合作医疗的影响因素分析——山西省寿阳县的调查［J］. 农业经济问题，2007（1）：47 - 51.

[31] 陆铭，冷明祥. 健康公平严重缺失导致"看病贵、看病难"［J］. 中国初级卫生保健，2010（5）：1 - 2.

[32] 戈辉. 名人面对面"刘国恩：我对中国医改有信心"［EB/OL］. http：//blog. sina. com. cn/s/blog_ 493b73bf0102e74m. html？tj = 1，2012 - 9 - 2.

[33] 李政红，毕二平，张胜等. 地下水污染健康风险评价方法［J］. 南水北调与水利科技，2008（6）：47 - 51.

[34] 李连友，林源. 新型农村合作医疗保险欺诈风险度量实证研究［J］. 中国软科学，2011（9）：84 - 93.

[35] 苗艳青，张森. 新型农村合作医疗制度实施效果：一个供需视角的分析［J］. 农业经济问题，2008（11）：71 - 77.

[36] 苗艳青. 卫生资源可及性与农民的健康问题——来自中国农村的经验分析［J］. 中国人口科学，2008（3）：47.

[37] 马敬东. 中国西部农村贫困家庭健康风险模型与风险管理研究［D］. 华中科技大学博士论文，2007.

[38] 农业部农业经济研究中心课题组. 新型农村合作医疗和特困人口医疗救助相结合的制度建设［J］. 中国人口科学，2007（2）：43 - 51.

[39] 宁满秀，潘丹. 新型农村合作医疗对农户医疗服务利用平等性影响的实证研究——基于 CHNS 的数据分析［J］. 东南学术，2011（2）：64 - 71.

[40] 齐良书. 新型农村合作医疗的减贫、增收和再分配效果研究［J］. 数量经济技术经济研究，2011（8）：35 - 52.

[41] Philip H. Brown，Alan de Brauw，都阳等. 新型农村合作医疗与农户消费行为［J］. 中国劳动经济学，2009（11）：1 - 27.

［42］齐良书．收入不均与健康城乡差异和职业地位的影响［J］．经济研究，2006（11）：16 – 26.

［43］秦立建，蒋中一．失地对中国农村居民健康风险的影响分析［J］．中国人口科学，2012（1）：102 – 110.

［44］任苒，金凤．新型农村合作医疗实施后卫生服务可及性和医疗负担的公平性研究［J］．中国卫生经济，2007（1）：27 – 31.

［45］世界银行．1993年世界发展报告：投资于健康［M］．北京：中国财政经济出版社，1993.

［46］宋曙光．新医改下论"看病难、看病贵"——基于公共治理理论的视角［J］．经济研究导刊，2012（9）：199 – 201.

［47］邵德兴．农民"看病贵"问题的政治经济学分析［J］．价格理论与实践，2005（8）：25 – 26.

［48］汤子欧．健康风险管理公司对我国健康保险发展的影响（二）［N］．中国保险报，2011 – 11 – 8（6）.

［49］汤子欧．健康风险管理是健康保险良性发展的根本（上）［N］．中国保险报，2012 – 8 – 30（5）.

［50］王红漫，顾大男，杜远举等．新型农村合作医疗参与、满意度及持续性的影响因素分析［J］．中国人口科学，2006（5）：42 – 49.

［51］王翌秋．农户的健康风险与健康风险管理［J］．台湾农业探索，2012（1）：58 – 62.

［52］王欢，张亮，马敬东等．贫困农村地区健康风险管理中的整体社会网络分析——以贵州某村庄为例［J］．中国卫生经济，2008（12）：31 – 34.

［53］王在翔，吕军城，刘继鹏等．新型农村合作医疗居民满意度测评模型的构建及实证分析［J］．安徽农业科学，2011，39（7）：4364 – 4365.

［54］王翌秋．农户的健康风险与健康风险管理［J］．台湾农业探索，2012（2）：58 – 62.

［55］王鑫禹，张晓．新型农村合作医疗满意测评体系建立与评价［J］．中国公共卫生，2008（9）：1095 – 1097.

［56］王玖，徐天和等．两单病种住院病人不必要医疗费用分析［J］．卫生经济研究，2000（7）：21 – 22.

［57］王瑶平，李信．中国农村医疗保险的经济学视角——医疗服务理想与现实的碰撞［J］．农业经济问题，2004（3）：28-35．

［58］吴长玲，方鹏骞．中国西部地区农村居民卫生服务不平等与潜在的可及性状况分析与对策探讨［J］．中国卫生事业管理，2007（8）：560-562．

［59］吴艳．我国农村医疗卫生服务的可及性不足问题突出［J］．中国药业，2007（10）：3-4．

［60］谢小平，王从从，魏强等．基本医疗卫生制度对居民基本医疗服务可及性和利用的影响：基于甘肃的个案研究［J］．中国卫生经济，2010（3）：23-25．

［61］薛萍，陆春梅，李强等．新型农村合作医疗试点与非试点县医疗服务质量对比分析［J］．科技信息，2009（25）：14-15．

［62］徐雅丽，李亚青，吴连灿．新型农村合作医疗缓解因病致贫效果指数构建［J］．财经科学，2011（10）：108-115．

［63］叶明华．医疗服务于农民：奢侈品还是必需品？——基于1990—2009年城乡医疗需求收入弹性比较研究［J］．农业经济问题，2011（6）：30-34．

［64］叶明华．多重道德风险与新型农村合作医疗运行模式优化研究［J］．农村经济，2010（12）：76-79．

［65］杨大锁，潘淮宁，殷晓红等．重视医疗服务的可及性和连续性［J］．中国卫生质量管理，2006（6）：47-49．

［66］杨文选，杨艳．新型农村合作医疗应重视农民的参与意愿——以陕西省旬阳县为例［J］．农业经济问题，2007（8）：26-30．

［67］袁辉．我国新型农村合作医疗制度：公平与合作视角的分析［J］．农业经济问题，2010（7）：30-36．

［68］姚中杰，尹建中，徐忠欣．我国"看病难、看病贵"的形成机理解析［J］．山东社会科学，2011（9）：134-137．

［69］朱信凯，彭延军．新型农村合作医疗中的"逆向选择"问题：理论研究与实证分析［J］．管理世界，2009（1）：79-88．

［70］张芳洁，张吉龙．我国农村居民健康风险分析：基于故障树分析法［J］．中国卫生经济，2011（5）：55-59．

[71] 曾祥炎，曾祥福，周良荣．政府信誉缺失对推行新型农村合作医疗的影响及对策［J］．中国卫生经济，2005（1）：11－13．

[72] 吴妮娜，王莉杨，王蓉等．新型农村合作医疗实施前后定点医疗机构住院费用的比较分析［J］．中国卫生经济，2005（12）：60－62．

[73] 陈迎春，陈锡武，王蓉等．新型农村合作医疗缓解"因病致贫"效果测量［J］．中国卫生经济，2005（8）：26－28．

[74] 杨金侠，李士雪，温丽娜等．新型农村合作医疗医疗费用控制实证研究——新型农村合作医疗道德风险发生的主要环节［J］．中国卫生经济，2008（7）：11－13．

[75] 易丹辉．北京市医疗消费行为及意愿研究［M］．北京：中国人民大学出版社，2004：7．

[76] 赵蓉，郝模，吴延风等．国外医疗费用控制的方法和理论研究［J］．中华医院管理杂志，1995，11（9）：573－577．

[77] 朱莉华，曹乾，王健．居民健康与卫生保健及医疗服务的可及性关系——基于CHNS 2006年数据的实证研究［J］．经济研究导刊，2009（13）：205－206．

[78] 赵忠．我国农村人口的健康状况及影响因素［J］．管理世界，2006（3）：78－85．

[79] 张蕴萍．"看病难"与"看病贵"为什么会同时存在？［J］．学习与探索，2011（5）：62－64．

[80] 张佳佳，陶田．新型农村合作医疗满意度影响因素的实证分析——基于河南省某市农村新型合作医疗的调查［J］．商业经济，2011（5）：17－18．

[81] Wu, B. Z. The Effects of the Health Insurance Availability on the Demand－side: An Impact Evaluation of China's New Cooperative Medical Scheme, Tsinghua University Working Paper, 2008.

[82] Liu Yuanli, 2004, "Development of the Rural Health Insurance System in China", *Health Policy and Planning*, Vol. 19, No. 3, pp. 159－165.

[83] Shi Wuxiang, Virasakdi Chongsuvivatwong, Alan Geater, et al., 2010, "The Influence of the Rural Health Security Schemes on Health Utilization

and Household Impoverishment in Rural China: Data from a Household Survey of Western and Central China", *International Journal for Equity in Health*, Vol. 9, P. 7.

[84] Huang Xiaoxian, Aurore Pelissier, Martine Audibert, et al., 2010, "The Impact of the New Rural Cooperative Medical Scheme on Activities and Financing of Township Hospitals in Weifang, China," CERDI, Etudes et Documents, E2010, 39.

[85] Yip Winnie, Hsiao William C., 2008, "The Chinese Health System at A Crossroads", *Health Affairs*, Vol. 27, No. 2, pp. 460 – 468.

[86] Liu Meina, Zhang Qiuju, Lu Mingshan, et al., 2007, "Rural and Urban Disparity in Health Services Utilization in China", *Medical Care*, Vol. 45, No. 8, pp. 767 – 774.

[87] Wagstaff Adam, Lindelow Magnus, Gao Jun, et al., 2009, "Extending Health Insurance to the Rural Population: An Impact Evaluation of China's New Cooperative Medical Scheme", *Journal of Health Economics*, Vol. 28, No. 1, pp. 1 – 29.

[88] Liu Dan, Daniel Tsegai, 2011, "The New Cooperative Medical Scheme (NCMS) and Its Implications for Access to Health Care and Medical Expenditure: Evidence from Rural China", ZEF – Discussion Papers on Development Policy No. 155, Center for Development Research, Bonn, October 2011, P. 42.

[89] Lei Xiaoyan, Lin Wanchuan, 2009, "The New Cooperative Medical Scheme in Rural China: Does More Coverage Mean More Service and Better Health?", *Health Economics*, Vol. 18, No. S2, pp. S25 – S46.

[90] Eggleston Karen, Li Ling, Meng Qingyue, et al., 2008, "Health Service Delivery In China: A Litrature Review", *Health Economics*, Vol. 17, pp. 149 – 165.

[91] Sun Xiaoyun, Jackson Sukhan, Carmichael Gordon A., et al., 2009, "Prescribing Behaviour of Village Doctors Under China's New Cooperative Medical Scheme", *Social Science & Medicine*, Vol. 68, Apr. pp. 1775 – 1779.

［92］ Sun Xiaoyun, Jackson Sukhan, Carmichael Gordon, et al. , 2008, "Catastrophic Medical Payment And Financial Protection In Rural China: Evidence From The New Cooperative Medical Scheme In Shandong Province", *Health Economic*, Vol. 18, No. 1, pp. 103 - 119.

［93］ Yip Winnie, Hsiao William C. , 2009, "Non Evidence - Based Policy: How Effective is China's New Cooperative Medical Scheme in Reducing Medical Impoverishment?", *Social Science & Medicine*, Vol. 68, pp. 201 - 209.

［94］ Babiarz Kim Singer, Miller Grant, Yi Hongmei, et al. , 2010, "New Evidence on the Impact of China's New Cooperative Medical Scheme and Its Implications for Rural Primary Health Care", *British Medical Journal*, Vol. 341, P. C5617.

［95］ Lampton David M. , 1978, "Development and Health Care: Is China's Medical Program Exportable?", *World Development*, Vol. 6, pp. 621 - 630.

［96］ Sidel Victor W. , Sedel Ruth, 1975, "The Development of Health Care Services in the People's Republic of China", *World Development*, Vol. 3, No. 7&8, pp. 539 - 549.

［97］ Feng Xueshan, Tang Shenlan, Gerald Bloom, et al. , 1995, "Cooperative Medical Schemes in Contemporary Rural China", *Social Science & Medical*, Vol. 41, No. 8, pp. 1111 - 1118.

［98］ Liu Yuanli, Hsiao William C. , Karen Eggleston, 1999, "Equity in health and health care: The Chinese experience", *Social Science & Medicine*, Vol. 49, pp. 1349 - 1356.

［99］ Smith Christopher J. , 1998, "Modernization and Health Care in Contemporary China" *Health & Place*, Vol. 4, No. 2, pp. 125 - 139.

［100］ Zhang Xiaobo, Kanbur Ravi, 2005, "Spatial Inequality in Education and Health Care in China", *China Economic Review*, Vol. 16, pp. 189 - 204.

［101］ Feldstein, J. , 1988, Health Care Economics, A Wiley Medical Publication.

［102］ Santana Paula, 2002, "Poverty, Social Exclusion and Health in Portugal", *Social Science and Medicine*, Vol. 55, No. 1, pp. 33 - 45.

[103] Mocan H. Naci, Tekin Erdal, Zax Jeffrey S., 2004, "The Demand for Medical Care in Urban China", *World Development*, Vol. 32, No. 2, pp. 289 – 304.

[104] Asfaw Abay, 2003, "Costs of Illness, Demand for Medical Care, and the Prospect of Community Health Insurance Schemes in the Rural Areas of Ethiopia", Peter Lang Frankfurt.

[105] Preker, A. S., Carrrin, G., Dror, D., et al., 2002, A Synthesis Report on the Role of Communities in Resource Mobilization and Risk Sharing, CMH Working Paper Series.

[106] Atella Vincenzo, Rosati Furio C., Rossi Maria C., 2005, "Precautionary Saving and Health Risk", *Center for International Studies on Economic Growth Tor Vergata*, Paper Series, Vol. 25, No. 11, P. 75.

[107] Sauerborn, R., Adams, A., Hien, M., 1996, "Household Strategies to Cope with the Economic Costs of Illness", *Social Science Medical*, Vol. 43, No. 3, pp. 291 – 301.

[108] Yu, B., Meng, Q., Collins, C., et al., 2010, "How Does the New Cooperative Medical Scheme Influence Health Service Utilization?", BMC Health Service Research, 10, 116.

[109] Andersen, R. M., 1968, Behavioral model of families' use of health services, Research series No. 25. Chicago: Center for Health Administration Studies, University of Chicago.

[110] Grossman, M., 1972, "On the Concept of Health Capital and the Demand for Health", *Journal of Political Economy*, Vol. 80, No. 2, pp. 223 – 255.

[111] Allsop, J., Taket, A., 2003, "Evaluating User Involvement in Primary Healthcare", *International Journal of Healthcare Technology and Management*, Vol. 5, No. 1, pp. 34 – 44.

[112] Lei, X., Lin, W., 2009, "The New Cooperative Medical Scheme in Rural China: Does More Coverage Mean More Service and Better Health?", *Health Economics*, No. 18, pp. 25 – 46.

[113] Leibenstein, H., 1954, A Theory of Economic – Demographic De-

velopment, Princeton: Princeton University Press.

[114] Leibenstein, H., 1957, Economic Backwardness and Economic Growth, New York: Wiley & Sons.

[115] Case, A., 2001, Does Money Protect Health Status? Evidence from South African Pensions, NBER Working Paper.

[116] Gerdtham, U., Johannesson, M. 2004, "Absolute Income, relative Income, Income Inequality and Mortality", *Journal of Human Resources*, Vol. 39, No. 1, pp. 229 – 247.

[117] Wilkinson, R. G., 1986, Income and Inequality in Class and Health: Research and Longitudinal Data, London: Tavistock.

[118] Wilkinson, R. G., 1997, "Health Inequalities: Relatives or Absolute Material Standards?", *British Medical Journal*, No. 314, pp. 591 – 595.

[119] Waldmann, R. J. 1992, "Income Distribution and Infant Mortality", *the Quarterly Journal of Economics*, Vol. 107, No. 4, pp. 1283 – 1302.

[120] Blakely, T. A., K. Lochner, I. Kawachi, 2002, "Metropolitan Area Income Inequality and Self – Rated Health – A Multilevel Study", *Social Science and Medicine*, Vol. 54, No. 1, pp. 65 – 77.

[121] Dardanoni, V., Wagstaff, A., 1987, "Uncertainty, Inequalities in Health and the Demand for Health", *Journal of Health Economics*, No. 6, 283 – 396.

[122] Selden, T. M., 1993, Uncertainty and Health Care Spending by The Poor: The Health Capital Model Revisited, *Journal of Health Economics*, No. 12, 109 – 115.

[123] Manning, W. G., Duan, N., Rogers W. H., 1987, "Monte Carlo Evidence on the Choice between Sample Selection and Two – part Models", Journal of Econometrics, Vol. 35, No. 1, pp. 59 – 82.

[124] Pauly, M. V., 2005, "Effects of Insurance Coverage on Use of Care and Health Outcomes for Nonpoor Young Women", American Economic Review, Vol. 95, No. 2, pp. 219 – 223.

[125] Michael, D. Hurd, Kathleen McGarry, 1997, "Medical Insurance

and the Use of Health Care Services by the Elderly", Journal of Health Economics. Vol. 16, No. 2, pp. 129 – 154.

[126] McCall, N., Rice, T, Boismier, J., et al., 1991, "Private Health Insurance and Medical Care Utilization: Evidence from the Medicare Population", A Journal of medical Care Organization, Vol. 28, No. 3, pp. 276 – 287.

[127] Tim Ensor, Stephanie Cooper, 2004, "Overcoming barriers to Health Service Access: Influencing the Demand Side", Health Policy and Planing, Vol. 19, No. 2, pp. 69 – 79.

[128] Bitran, R. A., McInnes, D. K., 1993, The Demand for Health Care in Latin America, The International Bank for Reconstructionand Development, The World Bank.

[129] Sahn, D. E., Younger, S. D., Genicot G., 2003, "The Demand for Health Care Services in Rural Tanzania", Oxford Bulletion of Economics and Statistics, Vol. 65, No. 2, pp. 241 – 260.

[130] Kaija, D., Okwi, P. O., 2006, Quality and Demand for Health Care in Rural Uganda: Evidence from 2002/03 Household Survey, a paper prepared for the UNU – WIDER Conference on Advancing Health Equity, Helsinki, September 29 – 30.

后　记

　　经过一年多的紧张写作，我的博士论文终得付梓，此时心中并没有太多喜悦，而是沉重复杂。一是所进行的研究只是初步成果，对于某些问题的探讨还有待进一步深化；二是解决农民"看病贵""看病难"问题需要统筹安排，通过论文写作深感医疗卫生体制改革"牵一发而动全身"的境遇、深感"新农合"制度的制定与执行仍存在较大差距、深感社会政策的实施或多或少存在难以避免的负面作用，所以制度实施的有效性关键是如何将负面影响最小化。但限于本人的学识，对这些问题本质的理解存在偏颇认识，深感遗憾。不过，我仍认为"新农合"制度对于农村健康保障机制的建立起了非常关键的积极作用，而且值得庆幸的是农民的健康风险管理意识正在逐渐形成。与此同时，国家的惠民政策仍在密集颁布，如研究大病保险的补偿机制等具体措施无不是惠民的重要举措。相信在政府和社会的共同努力下，未来农民的健康保障机制会逐渐完善，农民不会再为"看病难"和"看病贵"问题而苦恼！

　　虽然在论文的写作中遇到过诸多困难，但庆幸地得到了许多老师、同学和朋友们的无私帮助，论文的完成真的离不开你们的大力支持，在此深表感谢。

　　首先要感谢我的导师赵建国教授。从论文题目的选定，到论文提纲的拟出，再到最终的定稿，整个写作过程都离不开导师的悉心指导。现在浏览老师各稿中的批注仍心存感激之情。此时更多的感触则是论文的质量达不到老师要求而忐忑不已。因为每当写作遇到困难时，总能及时得到老师的帮助。特别是在调查问卷过程中，老师在人力、物力和财力方面均给予了大力支持。这些无时无刻不在提醒自己，感恩的最好方式就是用成绩回报。除了在学业上的帮助外，赵老师在生活中为人处世的谦卑态度也深深地影响着我。跟随导师六年来，自己始终带着向老师学习的态度，牢记"付出总有回报"的教诲，不断进取。再次真诚地感谢导师孜孜不倦、甚至是不厌其烦的教导，将我引入学术殿堂。同时也要特别感谢师母苗莉教授，感谢您在学习和生活中对我的细心照顾，我也会牢记您的教诲，认真并负责任的做人和做事。

其次感谢公共管理学院的张军涛院长、张向达院长、赵秋成教授、刘晓梅教授、丛春霞教授、杨刚教授、郭劲光副教授、夏静老师，感谢各位老师在学习和生活中对我的关心与照顾。感谢大连市卫生局的姚翔宇处长和蒋萌同学，感谢你们在数据提供和问卷调查中给予的大量帮助，为论文的分析提供了大量的基础研究数据。感谢师弟海龙博士、廖藏宜硕士、段志民博士；师妹代丽凤博士、马锐硕士、杨舒硕士、李瑞瑞硕士等在数据收集和论文整理过程中给予的大力协助。感谢李拉扬博士、周生宝博士等同学的帮助，感谢你们给我日常生活中带来的无尽快乐！感谢张利师弟、朱林慧师弟和远在厦门的吴德燚师弟、深圳的熊磊师弟的时刻关心！

最重要的是，我要感激我的父母。儿子在外读书多年，未能陪伴在二老身边，你们不仅没有抱怨，而且一直默默支持我走自己的路，你们的理解让儿子万分感动，我会牢记你们的养育之恩和至上教诲，走好人生路。

最后，再一次感谢所有帮助过我的人，其他未提及姓名的诸多贵人，不一一言谢，只此数语表达最深的感恩之情。在未来漫漫征程中，我会永远怀着感恩的心，认真走好每一步，不辜负你们的期望。祝福大家，让我们在未来的道路上共同努力吧！

李　佳

2016 年 12 月于师圣居